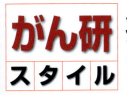

がん研スタイル 癌の標準手術
Cancer Surgery Standards;
Operative Style of Cancer Institute Hospital, Japan

結腸癌・直腸癌

監修 **山口俊晴**
がん研有明病院病院長

編集 **上野雅資**
がん研有明病院消化器センター大腸外科部長

本書では，厳密な指示・副作用・投薬スケジュール等について記載されていますが，これらは変更される可能性があります．本書で言及されている薬品については，製品に添付されている製造者による情報を十分にご参照ください．

Colorectal Cancer
Cancer Surgery Standards; Operative Style of Cancer Institute Hospital, Japan
(ISBN 978-4-7583-1510-4 C3347)

Chief Editor: Toshiharu Yamaguchi
Editor: Masashi Ueno

2017. 8. 1 1st ed

©MEDICAL VIEW, 2017
Printed and Bound in Japan

Medical View Co., Ltd.
2-30 Ichigaya-hommuracho, Shinjuku-ku, Tokyo, 162-0845, Japan
E-mail: ed @ medicalview.co.jp

がん研スタイル　癌の標準手術
刊行に当たって

　標準手術は不変ではなく，医学の進歩に伴って変化してゆくものである。一方で，手術にはその基本あるいはprincipleというべき部分が存在し，これは短期間で大きく変わることはない。

　わが国における癌手術のprincipleは1960年代から，癌研外科の梶谷　鐶先生をはじめとした多くの先達の努力により確立されてきた。単に病巣を切除することから，系統的なリンパ節郭清を伴う「根治切除」という概念が普及したことが，手術成績の向上に大きく寄与した。その後は，拡大郭清，拡大切除へと，さらに挑戦が続けられてきたが，大きな成果を得るには至らなかった。外科手術という局所治療の限界が示されたといえよう。癌がある程度進行するとこれはもはや局所の疾患ではなく，全身疾患として取り扱うべきであるという認識が確立してきた。そして，乳癌温存手術に代表されるように，術後の整容性や機能などを温存する手術も広がりをみせてきた。これに，抗癌剤などの薬物治療や放射線治療の進歩が加わり，癌治療のprincipleは少しずつ変わってきている。

　癌治療のprincipleは「癌治療ガイドライン」という形で，2000年頃から学会や研究会が中心となり取りまとめられるようになった。その嚆矢とも言うべきものは日本胃癌学会が刊行した「胃癌治療ガイドライン」であり，その後多くの癌腫についてガイドラインが公表されている。本書における外科手術のprincipleは，基本的にこれらガイドラインに沿ったものである。

　手術に際しては局所解剖と癌病巣の広がりを，正確に知ることが必須である。X線CT，MRI，超音波などの画像診断機器の性能は飛躍的に高まり，術前に脈管の走行や癌の広がりがより精緻に理解されるようになった結果，局所解剖の理解は大いに深まった。また，腹腔鏡下手術により新しい視野が得られ，しかも拡大視が可能になった結果，鏡視下の局所解剖とでもいうべき新しい分野が発展してきた。つまり，鏡視下手術において展開される精緻な局所解剖は，通常の直視下で展開されてきた視野で得られるものとは全く異なっており，直視下手術で理解していた知識だけでは不十分であることが明らかになってきたのである。

　本書の図譜は直視下と鏡視下の解剖を理解した外科医がイラストレーターとともに，協同作業を行うことで作り上げたものである。したがって，ここには単に形態だけでなく，

癌手術のprincipleに基づいた新たな局所解剖がそこに再現されている。執筆担当者とイラストレーターの努力に，心から敬意を表したい。

　がん研が2005年に有明に移転したときに，1960年代の梶谷先生の手術フィルムが倉庫から発見された。そこに展開されていた梶谷先生の癌根治手術は，電気メスや縫合材料は古いものの，そのprincipleにおいて現在われわれの行っている手術と何ら変わらないであったことに驚愕した。

　「がん研スタイル　癌の標準手術」は簡単には変わらない癌外科手術のprincipleに則った，標準的手術を示したものである。癌手術を学ぶ者にとって，本シリーズが少なくとも10年は座右の書となることを確信している。

2014年1月

がん研有明病院

山口俊晴

序文

　このたび，「がん研スタイル　癌の標準手術　結腸癌・直腸癌」の刊行に到りました。当院の大腸癌手術の歴史は，創始者である梶谷　鐶先生により，剥離面を重視した根治切除（現在では，欧米から逆輸入されて total mesorectal excisin や complete mesocolic excision と呼称されている）を確立し，他臓器合併切除や拡大リンパ節郭清まで，現在の術式のすべてが試みられたことに始まります。2000年以降，武藤徹一郎名誉院長の指導のもと，大矢雅敏先生（獨協医科大学教授）により，直腸癌の術前治療などの世界基準に準拠したうえでの，治療成績の向上をめざしました。そのなかで，2005年から，黒柳洋弥先生（虎の門病院消化器外科部長）による「腹腔鏡による大腸癌根治手術」を導入し，日々改良しつつ現在に至っています。また，同時期より，化学療法の進歩にともない，拡大手術の適応となる症例が増加しました。その領域でも腹腔鏡手術の利点を生かすなどの工夫をしています。これらの背景のため，本書では，腹腔鏡による定型手術に加えて，肝胆膵外科の齋浦明夫部長および，泌尿器科の米瀬淳二部長・増田均副部長に協力していただき，他臓器合併切除の章を設けました。腹腔鏡下骨盤内臓全摘術や局所再発切除などの項とともに，拡大手術が必要な時の参考にしていただければ幸いです。最後に，本書を監修いただいた山口俊晴院長に感謝いたします。また，これまで大腸外科の実績をつくられたOBの先生方や，執筆者の先生に感謝いたします。

2017年7月

上野雅資

目次 がん研スタイル 癌の標準手術
結腸癌・直腸癌

刊行に当たって　　　　　　　　　　　　　　　　　　　　　　　　　　　山口俊晴　3

序文　　　　　　　　　　　　　　　　　　　　　　　　　　　　　　　　上野雅資　5

Ⅰ. 総論

1. 大腸癌に対する腹腔鏡手術の治療成績　　　　　　　　長﨑寿矢, 秋吉高志　10
2. 大腸癌の術前治療戦略　　　　　　　　　　　　　　　小倉淳司, 秋吉高志　14

Ⅱ. 結腸癌の手術

1. 回盲部切除（後腹膜剥離先行アプローチ法）　　　　　濵﨑俊輔, 藤本佳也　20
2. 右半結腸切除（内側アプローチ先行）　　　　　　　　三城弥範, 福長洋介　28
3. 横行結腸癌に対する内側アプローチによる
   腹腔鏡下横行結腸切除　　　　　　　　　　　　　　　永田　淳, 長山　聡　36
4. 左半結腸切除　　　　　　　　　　　　　　高津有紀子, 福岡宏倫, 秋吉高志　48
5. S状結腸切除　　　　　　　　　　　　　　　福田雄三, 福岡宏倫, 上野雅資　57

Ⅲ. 直腸癌の手術

1. 低位前方切除　　　　　　　　　　　　　　　　　　　　　　　　小西　毅　68
2. 括約筋間直腸切除術　　　　　　　　　　　　　　　　藤本佳也, 武田泰裕　86
3. Diverting ileostomyの造設・閉鎖　　　　　　　　　　武田泰裕, 藤本佳也　94

4. 腹会陰式直腸切断術　　　　　　　　　　　　三城弥範, 長山　聡　100

5. 側方リンパ節郭清　　　　　　　　　　　　　福岡宏倫, 秋吉高志　110

6. 腹腔鏡下骨盤内臓全摘　　　　　　　　　　　小倉淳司, 秋吉高志　119

IV. 他臓器合併切除, 再建

1. 膵頭十二指腸切除　　　　　　　　　　　　　　　　齋浦明夫　130

2. 大腸癌・直腸癌における尿管膀胱合併切除　　増田　均, 米瀬淳二　139

V. その他の手術

1. 大腸癌局所再発に対する腹腔鏡手術成績　　　長嵜寿矢, 秋吉高志　152

2. 大腸腫瘍に対する腹腔鏡・内視鏡合同手術
   （LECS-CR；laparoscopy endoscopy
   cooperative surgery）　　　　　　　　　　　　　　　福長洋介　157

直腸癌手術に情熱を注いだ偉大な先人たち　　　　　　　　長山　聡　165

索引　　　　　　　　　　　　　　　　　　　　　　　　　　　168

がん研スタイル　癌の標準手術　結腸癌・直腸癌

執筆者一覧

■ 監修

山口俊晴　　　がん研有明病院病院長

■ 編集

上野雅資　　　がん研有明病院消化器センター大腸外科部長

■ 執筆者（執筆順）

長嵜寿矢	がん研有明病院消化器センター大腸外科副医長
秋吉高志	がん研有明病院消化器センター大腸外科副医長
小倉淳司	がん研有明病院消化器センター大腸外科
濵﨑俊輔	河北総合病院消化器・一般外科
藤本佳也	がん研有明病院消化器センター大腸外科副医長
三城弥範	がん研有明病院消化器センター大腸外科
福長洋介	がん研有明病院消化器センター大腸外科副部長
永田　淳	がん研有明病院消化器センター大腸外科
長山　聡	がん研有明病院消化器センター大腸外科医長
高津有紀子	坂総合病院外科医長
福岡宏倫	がん研有明病院消化器センター大腸外科
福田雄三	がん研有明病院消化器センター大腸外科
上野雅資	がん研有明病院消化器センター大腸外科部長
小西　毅	がん研有明病院消化器センター大腸外科副医長
武田泰裕	がん研有明病院消化器センター大腸外科
齋浦明夫	がん研有明病院消化器センター肝・胆・膵外科部長
増田　均	がん研有明病院泌尿器科・前立腺センター副部長
米瀬淳二	がん研有明病院泌尿器科・前立腺センター部長

I. 総論

1. 大腸癌に対する腹腔鏡手術の治療成績
2. 大腸癌の術前治療戦略

総論

1 大腸癌に対する腹腔鏡手術の治療成績

がん研有明病院消化器センター大腸外科　長嵜寿矢，秋吉高志

年々増加する腹腔鏡手術

　大腸癌に対する腹腔鏡手術の最初の報告は1991年にJacobsらによってなされ[1]，わが国では1993年に渡邊らが報告している[2]。手術創が小さく術後疼痛が軽減することや，腸蠕動が早期に回復することで経口摂取再開までの期間が短縮されるという低侵襲性に伴うメリットに加え，開腹手術に対する長期成績にも差を認めず[3,4]，腹腔鏡大腸癌手術はわが国においても世界的にも広く行われるようになった。しかし低侵襲性のみならず，拡大視効果による精緻で微細な解剖の理解と，それによってより正確かつ繊細な剥離や切離が可能となり，外科医自身が腹腔鏡手術の可能性・有用性を実感したことが，今日の普及につながっていると思われる。

　わが国における保険収載に関しては，早期大腸癌に対して1996年に，進行癌に対しては2002年に認可されている。2014年12月に公表されたNational Clinical Database（NCD）の結果では，大腸癌症例に占める腹腔鏡手術の割合は腹腔鏡下右半結腸切除術34.8％，腹腔鏡下低位前方切除術48.6％であった[5]。2013年の日本内視鏡外科学会のアンケート集計結果によると，大腸癌腹腔鏡手術の割合は57.2％[6]であり，その比率は年々増加している。がん研有明病院では2005年から大腸癌に対する腹腔鏡手術を導入し，現在では初発大腸癌の95％以上を腹腔鏡下に行っている（図1）。本項では，腹腔鏡手術と開腹手術との多施設無作為化比較試験（RCT；randomized controlled trial）の

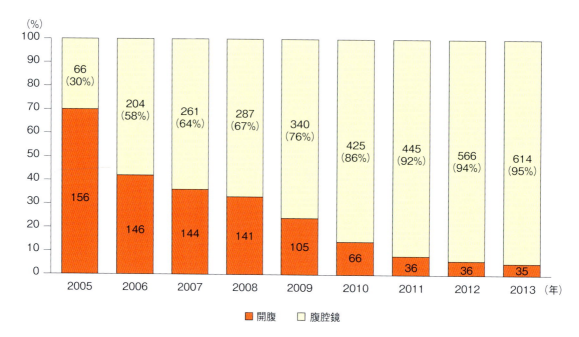

図1　がん研有明病院における初発大腸癌に対する腹腔鏡手術の推移

結果から、大腸癌に対する腹腔鏡手術の治療成績について結腸癌と直腸癌に分けて要約するとともに、がん研有明病院における腹腔鏡手術の短期および長期成績との比較を行う。なお、ドイツで行われた多施設RCTであるLAPKON II試験[7]については、結腸癌と直腸癌を分けることなく解析してあるため、今回の検討には含めなかった。

がん研有明病院の検討対象

がん研有明病院での手術成績検討対象症例は、2005年3月〜2012年12月に腹腔鏡下に根治切除を施行されたstage I〜III大腸腺癌のうち、遺伝性大腸癌、炎症性腸疾患由来大腸癌、同時性多発大腸癌症例を除く1,815例。これを結腸癌1,412例(観察期間中央値58.1カ月)、直腸癌403例(59.9カ月)それぞれについて、周術期短期成績および長期予後の検討を行った。

結腸癌

結腸癌に対する腹腔鏡手術と開腹手術のRCTは1995年から散見されるようになるが、多施設による検討としては、アメリカで行われたThe Clinical Outcomes of Surgical Therapy(COST)Study Groupによる報告が最初である[3,8]。腹腔鏡手術において術後在院日数は短く、3年の全生存率および無再発生存率は開腹手術と差を認めなかった。その後に発表されたCOLOR試験[9,10](腹腔鏡手術で手術時間は長く、出血量は少ない、腸管蠕動回復は早く、在院日数は短い、長期予後に差はない)、MRC CLASICC試験[4,11-13](手術時間は長いが、在院日数に差はなく、長期予後も差がない)、ALCCaS試験[14,15](手術時間は長いが、腸蠕動回復は早く在院日数も短い、長期予後に差はない)などでも同様の結果であった。わが国ではJCOG0404試験にて、横行結腸および下行結腸癌を除く結腸癌(RS直腸癌含む)に対する腹腔鏡手術と開腹手術のRCTが行われ、腹腔鏡手術において手術時間が長いものの、出血量は少なく、腸管蠕動回復までの期間および在院日数が短縮された[16]。欧米におけるRCTの開腹移行率は15〜25%であるが、JCOG0404で5.4%、がん研有明病院では0.7%であった。術後合併症率や長期予後についても、他のRCTと比較して当院の結果は良好であった(**表1**)。

表1 結腸癌手術におけるがん研有明病院および多施設RCTの腹腔鏡下手術と開腹手術との短期・長期成績の比較

試験名	国名(施設数)	発表年	試験期間	腹腔鏡手術数	開腹移行数(%)	手術時間(分)	出血量(ml)	在院期間(日)	周術期合併症数(%)	5年全生存率(%)	5年無再発生存率(%)
COST	米国(48施設)	1995[8]/2004[3]	1994-2001	435	90(20.7%)	150	NA	5	92(21.1%)	86(3年)	NA
COLOR	ヨーロッパ(29施設)	2005[9]/2009[10]	1997-2003	536	91(17.0%)	145	100	8.2(mean)	111(20.7%)	73.8	66.5
MRC CLASICC	英国(27施設)	2005[11]/2007[12] 2010[13]/2013[4]	1996-2002	246	61(24.8%)	180*	NA	8	22(8%)	55.7	57.6
ALCCaS	オーストララシア(31施設)	2008[14]/2012[15]	1998-2005	294	43(14.6%)	158	100	7	111(37.8%)	77.7	72.3
JCOG0404	日本(30施設)	2014[16]	2004-2009	533	29(5.4%)	211	30	10	76(14.3%)	NA	NA
がん研			2005-2012	1412	10(0.7%)	198	10	10	130(9.2%)	93.7	90.3

注記ない場合、すべての数字は実数(%)または中央値として表されている。
*結腸・直腸癌に対する腹腔鏡下手術の中央値。

直腸癌

直腸癌に対する腹腔鏡手術と開腹手術を比較した多施設RCTは少なく，2015年までにMRC CLASICC試験[4,11-13]，LAPKON II試験[7]，COREAN試験[17,18]，COLOR II試験[19,20]のみであった。いずれも結腸癌の場合と同様な結果で，長期成績についても腹腔鏡手術と開腹手術に差を認めなかった。2015年にACOSOG Z6051試験[21]とALaCaRT試験[22]の短期成績の結果が立て続けに報告され，いずれも直腸癌腹腔鏡手術の開腹手術に対する非劣性が証明されず，直腸癌に対して腹腔鏡手術を日常的に選択することは推奨しないとの結論になっている。しかし，ACOSOG Z6051試験は対象症例をBMI≦34 kg/m^{2}として高度肥満症例を除外しているものの，開腹移行率が11％，直腸周囲切除断端（CRM；circumferential resection margin）陽性率12％，周術期合併症率57％といずれも高率であり，腹腔鏡手術のクオリティ自体が担保されていたかが不明である。ALaCaRT試験でも，CRM確保困難を伴うT4症例を除外しているにもかかわらず，CRM陽性症例を7％に認め，開腹移行率も8.8％であった。開腹手術と比べ，直腸癌手術においてこそ狭い骨盤内を近接・拡大視することで腹腔鏡手術の利点が最大限発揮されると思われるが，COREAN試験以外のRCTでは10～25％の開腹移行率であり，CRM陽性率も7～16％と高率である。がん研有明病院での成績は開腹移行率0.7％，CRM陽性率1.0％であり，局所再発率を含めた長期予後も良好であった（表2）。

おわりに

がん研有明病院における腹腔鏡大腸手術の手術成績および長期予後について提示した。患者背景などが異なるため多施設RCTの結果と単純に比較することはできないが，短期成績，長期成績ともに非常に良好であった。腹腔鏡手術の利点である近接拡大視

表2 直腸癌手術におけるがん研有明病院および多施設RCTの腹腔鏡下手術と開腹手術との短期・長期成績の比較

試験名	国名（施設数）	発表年	試験期間	術前治療	腫瘍径	腹腔鏡手術数	開腹手術数
MRC CLASICC	英国（27施設）	2005[11]/2007[12] 2010[13]/2013[4]	1996-2002	NA	NA	246	140
COREAN	韓国（3施設）	2010[17]/2014[18]	2006-2009	全身化学療法：100％	≦9cm	170	170
COLOR II	オランダ（30施設）	2013[19]/2015[20]	2004-2010	放射線療法：59％，全身化学療法：32％	≦15cm	699	345
ACOSOG Z6051	米国，カナダ（35施設）	2015[21]	2008-2013	化学放射線療法：95％	≦12cm	240	222
ALaCaRT	オーストラララシア（24施設）	2015[22]	2010-2014	放射線療法：50％	≦15cm	238	235
がん研			2005-2012	化学放射線療法／放射線療法／全身化学療法：46％	RaRb	403	

試験名	開腹移行例（％）	手術時間（分）	出血量（ml）	在院期間（日）	周術期合併症数（％）	縫合不全（％）	CRM陽性（％）	全生存率（％）	無再発生存率（％）	局所再発率（％）
MRC CLASICC	61（24.8％）	180*	NA	11	101（40％）	26（10.6％）	30（16％）	60.3（5年）	53.2（5年）	10.8（5年）
COREAN	5（2.9％）	245	200	8	36（21.2％）	2（1.2％）	5（2.9％）	91.7（3年）	79.2（3年）	2.6（3年）
COLOR II	121（17.4％）	240	200	8	278（39.9％）	58（12.6％）	56（10％）	86.7（3年）	74.8（3年）	5.0（3年）
ACOSOG Z6051	NA（11％）	266.2（mean）	150	7.3（mean）	137（57.1％）	5（2.1％）	NA（12.1％）	NA	NA	NA
ALaCaRT	21（8.8％）	210	100	8	NA	7（2.9％）	NA（7％）	NA	NA	NA
がん研	3（0.7％）	273	20	15	104（25.8％）	15（3.7％）	4（1.0％）	89.7（5年）	76.9（5年）	6.7（5年）

注記ない場合，すべての数字は実数（％）または中央値として表されている。
*結腸・直腸癌に対する腹腔鏡下手術の中央値。

効果を最大限活用して，正確な解剖の理解に基づいた繊細な操作を行うことによって高い手術クオリティが維持され，良好な術後成績につながると思われる。

文献

1) Jacobs M, et al: Minimally invasive colon resection (laparoscopic colectomy). Surg Laparosc Endosc 1991; 1: 144-50.
2) 渡邊昌彦，ほか：早期大腸癌に対する低侵襲手術の適応．日消外会誌 1993; 26: 2548-51.
3) Clinical Outcomes of Surgical Therapy Study Group (COST): A comparison of laparoscopically assisted and open colectomy for colon cancer. N Engl J Med 2004; 350: 2050-9.
4) Green BL, et al: Long-term follow-up of the Medical Research Council CLASSIC trial of conventional versus laparoscopically assisted resection in colorectal cancer. Br J Surg 2013; 100: 75-82.
5) http://fa.jsgs.or.jp/rp/info20150116-.pdf
6) 北野正剛，ほか：内視鏡外科手術に関するアンケート調査-第12回集計結果報告-. 日本内視鏡外科学会雑誌 2014; 19: 541-6.
7) Neudecker J, et al: Short-term outcomes from a prospective randomized trial comparing laparoscopic and open surgery for colorectal cancer. Br J Surg 2009; 96: 1458-67.
8) Weeks JC, et al: Short-term quality-of-life outcomes following laparoscopic-assisted colectomy vs open colectomy for colon cancer. JAMA 2002; 287: 321-8.
9) The Colon cancer Laparoscopic or Open Resection Study Group: Laparoscopic surgery versus open surgery for colon cancer: short-term outcomes of a randomised trial. Lancer Oncol 2005; 6: 477-84.
10) The Colon cancer Laparoscopic or Open Resection Study Group: Survival after laparoscopic surgery versus open surgery for colon cancer: long-term outcome of a randomised clinical trial. Lancet Oncol 2009; 10: 44-52.
11) Guillou PJ, et al: Short-term endpoints of conventional versus laparoscopic-assisted surgery in patients with colorectal cancer (MRC CLASICC trial): multicentre, randomised controlled trial. Lancet Oncol 2005; 365: 1718-26.
12) Jayne DG, et al: Randomized trial of laparoscopic-assisted resection of colorectal carcinoma: 3-year results of the UK MRC CLASICC Trial Group. J Clin Oncol 2007; 25: 3061-8.
13) Jayne DG, et al: Five-year follow-up of the Medical Research Council CLASICC trial of laparoscopically assisted versus open surgery for colorectal cancer. Br J Surg 2010; 97: 1638-45.
14) Hewett PJ, et al: Short-term outcomes of the Australasian randomized clinical study comparing laparoscopic and conventional open surgical treatments for colon cancer: the ALCCaS trial. Ann Surg 2008; 248: 728-38.
15) Bagshaw PF, et al: Long-term outcomes of the australasian randomized clinical trial comparing laparoscopic and conventional open surgical treatments for colon cancer: the Australasian Laparoscopic Colon Cancer Study trial. Ann Surg 2012; 256: 915-9.
16) Yamamoto S, et al: Short-term surgical outcomes from a randomized controlled trial to evaluate laparoscopic and open D3 dissection for stage II/III colon cancer: Japan Clinical Oncology Group Study JCOG 0404. Ann Surg 2014; 260: 23-30.
17) Kang SB, et al: Open versus laparoscopic surgery for mid or low rectal cancer after neoadjuvant chemoradiotherapy (COREAN trial): short-term outcomes of an open-label randomised controlled trial. Lancet Oncol 2010; 11: 637-45.
18) Jeong SY, et al: Open versus laparoscopic surgery for mid-rectal or low-rectal cancer after neoadjuvant chemoradiotherapy (COREAN trial): survival outcomes of an open-label, non-inferiority, randomised controlled trial. Lancet Oncol 2014; 15: 767-74.
19) Van der Pas MH, et al: Laparoscopic versus open surgery for rectal cancer (COLOR II): short-term outcomes of a randomised, phase 3 trial. Lancet Oncol 2013; 14: 210-8.
20) Bonjer HJ, et al: A randomized trial of laparoscopic versus open surgery for rectal cancer. N Engl J Med 2015; 372: 1324-32.
21) Freshman J, et al: Effect of laparoscopic-assisted resection vs open resection of Stage II or III rectal cancer on pathologic outcomes: The ACOSOG Z6051 Randomized Clinical Trial. JAMA 2015; 314: 1346-55.
22) Stevenson AR, et al: Effect of laparoscopic-assisted resection vs open resection on pathological outcomes in rectal cancer: The ALaCaRT Randomized Clinical Trial. JAMA 2015; 314: 1356-63.

総論 2

大腸癌の術前治療戦略

がん研有明病院消化器センター大腸外科　小倉淳司，秋吉高志

大腸癌の治療は手術が基本であるが，手術だけで再発を防ぐことが困難な症例も存在する。手術の質を最大限高めることが重要であることはいうまでもないが，遠隔成績を向上させるためには化学療法や放射線療法を含めた集学的治療による戦略的な治療が重要である。

本項ではがん研有明病院における，結腸癌・直腸癌における外科治療を中心とした術前治療戦略について述べる。

がん研有明病院の結腸癌に対する治療戦略

海外では進行結腸癌に対する術前化学療法(NAC；neoadjuvant chemotherapy)の意義に対する臨床試験(FOXTROT)も存在するが[1]，進行結腸癌の治療戦略は基本的には手術先行(＋術後補助療法)である。しかし，がん研有明病院では結腸癌同時性肝転移症例で，肝転移が4個以上または最大径5cm以上であればNAC(RAS mutant→mFOLFOX6 ＋ ベバシズマブ(Bv)6コース，RAS wild→mFOLFOX6 ＋ セツキシマブ(C-mab)6コース)施行後に肝切除を行っている。肝転移がNACの適応であっても，原発の狭窄の強い症例では原発切除を先行し，狭窄が軽度の症例ではNAC施行後に原発と肝臓の同時切除を行っている。肝転移が4個未満かつ最大径5cm未満であればNACは施行せず原発と肝臓の同時切除を行う。

下部進行直腸癌に対する治療戦略

直腸癌は結腸癌の同じステージと比較すると全生存割合(OS；overall survival)，無再発生存割合(RFS；relapse-free survival)が10％程度悪い。その再発形式は結腸癌では遠隔再発が大部分を占めるのに対して，直腸癌では局所再発率が高いことも特徴である[2](表1)。そのため，局所再発を抑えるために海外では術前化学放射線治療(CRT；chemoradiotherapy) ＋ total mesorectal excision(TME)が標準治療とされている。多数の多施設ランダム化比較試験(RCT；multicenter randomized controlled trial)が術前CRTの有効性を示している[3-5]。一方，日本では下部直腸癌に対してTME＋両側側方郭清が標準治療とされており，その局所制御効果は海外の術前CRTとほぼ同等とさ

表1 結腸癌・直腸癌における初発再発部位別再発率の比較（大腸癌研究会プロジェクト研究1991～1996年症例）

(文献2より引用)

再発部位	結腸(3,583例)	直腸(1,647例)	p値
肝	7.0%(252)	7.3%(121)	NS
肺	3.5%(126)	7.5%(124)	p<0.0001
局所	1.8%(64)	8.8%(145)	p<0.0001
吻合部	0.3%(9)	0.8%(13)	p=0.0052
その他	3.6%(130)	4.2%(69)	NS
全体	14.1%(506)	24.3%(400)	p<0.0001

(RSは結腸癌として集計)

れている。それぞれの治療の長所，短所とその選択は未だ議論の余地があるが，海外と日本では直腸癌の治療の方針は大きく異なる。さらに，近年では日本国内でも下部進行直腸癌に対しての術前治療を行う施設が増えており，施設間で治療方針が異なっているのが現状である（図1）。

がん研有明病院の下部進行直腸癌に対する治療戦略

がん研有明病院では下縁がRbにかかるclinical Stage Ⅱ/Ⅲ下部進行直腸癌に対して術前CRTを導入し，かつ側方郭清については術前画像で転移が疑われる症例に対し，CRT前の画像に基づいて患側のみ郭清を行う選択的側方郭清を施行してきた[5]。側方リンパ節転移陽性の診断基準はCRT前のMRI，CTで長径7mm以上を基準としている[5]（図2）。また，切除可能肝肺転移を伴うStage Ⅳ下部進行直腸癌については，NAC（RAS mutant→mFOLFOX6 + Bv 6コース，RAS wild→mFOLFOX6 + C-mab 6コース）施行後にshort-course RT（5×5 Gy）を施行し，直腸と肝臓の同時切除を施行している。

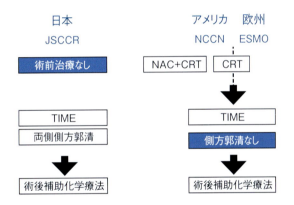

図1 Stage Ⅱ，Ⅲ下部進行直腸癌の標準治療－日本と世界の違い－

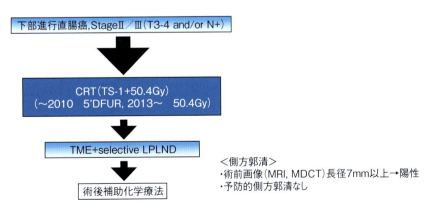

図2 がん研有明病院の下部進行直腸癌に対する治療戦略

2004〜2012年の219例のclinical Stage Ⅱ/Ⅲ下部進行直腸癌の治療成績はOS:91%，RFS:77%，局所再発割合（LR；local recurrence rate）:5.8%と良好な結果であった（観察期間中央値;49.6カ月）(図3)。肛門温存率は66%であり，実際に側方郭清を行ったのが全体の3割にあたる65例，そのうち陽性例は29例（全体の13%，側方郭清例の45%）であった。がん研有明病院の治療戦略は日本と海外の標準治療をcombinedした形の治療といえる。2013年からは再発ハイリスク局所進行直腸癌に対するmFOLFOX6＋Bevacizumab 6コースとS-1化学放射線療法(50.4 Gy)の逐次投与に関する第Ⅱ相臨床試験を行っている。

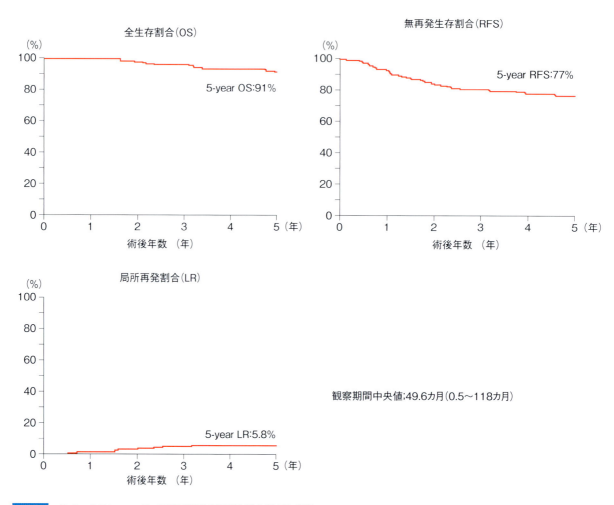

図3 clinical Stage Ⅱ/Ⅲ下部進行直腸癌の治療成績

がん研有明病院の上部進行直腸癌に対する治療戦略

　下縁がRbにかからない切除可能進行上部直腸癌については，基本的には術前治療は行わずに手術を行っているが，再発ハイリスク症例，特に仙骨前面とのCRMが非常に厳しい症例やN2症例に対しては第Ⅱ相臨床試験として術前化学療法（XELOX+BV 4コース，COBURA study）を施行している。

　現在，中間リスク進行直腸癌（cT2N1, cT3N0-1, AV 5-12cm）に対する術前化学療法（NAC）の第Ⅱ，Ⅲ相臨床試験であるPROSPECT trialが北米で施行されている。この結果にもよるが，今後術前治療も再発リスクに合わせて，遠隔転移のコントロールを優先する場合はNAC，局所再発の制御を優先する場合はCRTまたはshort course RT（5×5 Gy），遠隔・局所ともにハイリスク症例に対してはNAC→CRTやCRT→NACなどと，再発リスクに応じて術前治療のレジメンを選択する時代になっていくことが予想される。

文献

1) Foxtot Collaboratiive Group. Feasibility of preoperative chemotherapy for locally advanced, operable colon cancer: the pilot phase of a randomised controlled trial. Lancet Oncol 2012; 13: 1152-60.
2) 大腸癌研究会．大腸癌治療ガイドライン　医師用　2014年版．
3) Gerard JP, et al: Preoperative radio- therapy with or without concurrent fluorouracil and leucovorin in T3-4 rectal cancers: results of FFCD 9203. J Clin Oncol 2006; 24: 4620-5.
4) Bosset JF, et al: Chemotherapy with pre- operative radiotherapy in rectal cancer. N Engl J Med 2006; 355: 1114-23.
5) Sauer R, et al: Preoperative versus postoperative chemoradiotherapy for rectal cancer. N Engl J Med 2004; 351: 1731-40.
6) Akiyoshi T, et al: Selective lateral pelvic lymph node dissection in patients with advanced low rectal cancer treated with preoperative chemoradiotherapy based on pretreatment imaging. Ann Surg Oncol 2014; 21: 189-96.

Ⅱ. 結腸癌の手術

1. 回盲部切除（後腹膜剥離先行アプローチ法）
2. 右半結腸切除術（内側アプローチ先行）
3. 横行結腸癌に対する内側アプローチによる腹腔鏡下横行結腸切除
4. 左半結腸切除
5. Ｓ状結腸切除

結腸癌の手術

1 回盲部切除（後腹膜剥離先行アプローチ法）

河北総合病院消化器・一般外科　濵﨑俊輔
がん研有明病院消化器センター大腸外科　藤本佳也

適応

回盲部切除術は回結腸動脈からの支配を受ける領域の癌が対象となり，終末回腸から盲腸・虫垂・上行結腸にまでわたる。

腹腔鏡下大腸手術の入門手術に位置づけられる一方，上腸間膜動静脈からの血管分岐が多様なこと，十二指腸・膵臓などの重要臓器が隣接することなどから，重篤な偶発症を引き起こしうる術式でもある。

本稿では著者らが通常行っている後腹膜剥離先行アプローチ（inferior approach）の回盲部切除術について提示する。

術前チェック

- 前述のとおり血管分岐が多様であることから，術前画像検査による評価が重要である。
- 体位については両上肢を進展させた状態で体幹につけ，布などでマジックベッドに巻き込み固定している。体幹はマジックベッドで固定し，両肩と左側に固定具をあて，頭低位や左側低位の際にマジックベッドがずれないようにしている。下肢はレビテーターを用いて，脚間に助手が入ることができる程度の開脚位としている。

手術手順

1. ポート挿入と立ち位置
2. 後腹膜剥離先行アプローチ
3. 血管処理からsurgical trunkの郭清：内側アプローチ
4. 肝彎曲授動：頭側アプローチ
5. 小開腹創からの腸管切離と吻合再建
6. 腹腔内再確認
7. 閉腹

手術手技

1 ポート挿入と立ち位置

- 臍部縦切開による開腹法にて12mmカメラポートを挿入する。操作用ポートは腹直筋外側で左頭側に12mm，左尾側と右頭尾側に5mmを挿入し，常に5ポートで手術を行っている。
- 術者は患者左側に立ち左側ポートを使用，助手は脚間に立ち右側ポートを使用する。術者用の左側ポートはやや頭側より，助手用の右側ポートはやや尾側よりに留置し，それぞれが行う術野展開に対する鉗子の動かしやすさに留意している。
- スコピストは通常後腹膜剥離の際は術者右側に立ち，血管処理の際は術者左側に立っている。

2 後腹膜剥離先行アプローチ

- がん研有明病院では後腹膜剥離を先行して行っている。右側結腸切除においては、十二指腸や膵臓・尿管の安全を担保することが重要である。後腹膜剥離を先行することで、内側アプローチの際にはすでにこれら重要臓器は背側に温存され、腸間膜背側に安全なフリースペースが確保され、右側結腸の十分な挙上が可能である。
- 体位は頭低位とし、小腸を頭側に移動させ、小腸間膜の背側を直視できるようにする。
- 助手はマタドール法にて虫垂（右下ポートより右手鉗子）と小腸間膜（右上ポートより左手鉗子）を把持し頭側に挙上することにより、術者に対し小腸間膜を衝立て状に展開する（図1）。
- 術者は小腸間膜付着部のくぼみと十二指腸空腸曲のラインを目安に後腹膜から切開し、尿管や性腺動静脈を確認温存しながら小腸間膜、右側結腸間膜を後腹膜から剥離授動する（図2）。

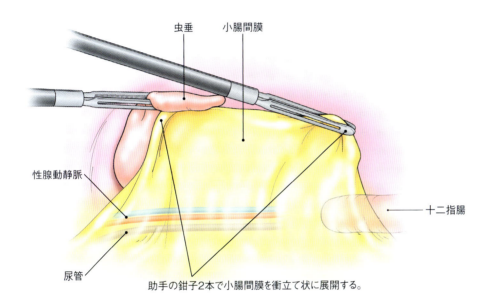

図1 小腸間膜の展開

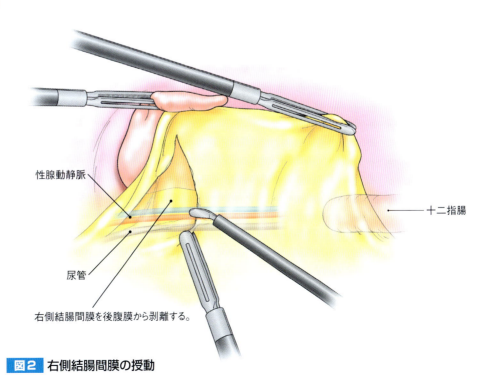

図2 右側結腸間膜の授動

結腸癌の手術

手術の注意点	後腹膜脂肪は容易に挙上され深い層に入りがちであるが，脂肪組織内の縦走する血管走行などに留意して，後腹膜脂肪を背側に落とす．よい層に入れば鈍的剥離が有効である．

- 十二指腸水平部では，小腸間膜を挙上することにより十二指腸も腹側に釣り上げられてしまう．ここでは鈍的剥離は困難であり，意識的に癒合筋膜を鋭的に切開し十二指腸を背側に落とし温存している．
- 剥離を膵頭部付近まで進めた後，十二指腸前面に内側アプローチのメルクマールと十二指腸保護のためガーゼを置く(図3)．

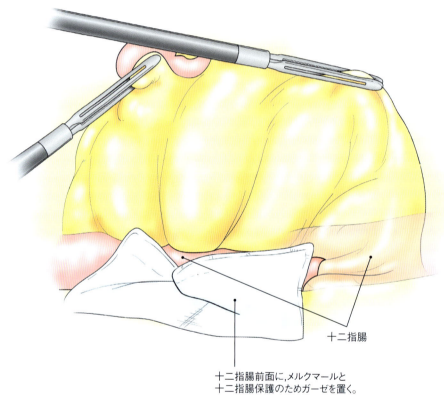

十二指腸前面に，メルクマールと
十二指腸保護のためガーゼを置く．

図3 十二指腸前面の処理

3 血管処理から surgical trunk の郭清：内側アプローチ

- 体位は水平位とし，小腸を尾側に移動させ，回盲部腸間膜を広く展開する．
- 助手は回結腸動静脈のpedicle(右下ポート右手鉗子)を腹側外側に，横行結腸間膜(右上ポート左手鉗子)を腹側頭側に展開し，上腸間膜静脈を直線化する．

手術のポイント	この際に上腸間膜静脈の走行と中結腸動脈・右結腸動脈・回結腸動脈を確認する．

1 回盲部切除（後腹膜剥離先行アプローチ法）

- 回結腸動静脈のやや尾側で腸間膜を切開し，後腹膜剥離層と連続させる（図4A）。
- メルクマールとしたガーゼと，後腹膜剥離層で十二指腸および膵頭部が背側に温存されていることを確認しつつ，回結腸動静脈に寄ることなく血管走行と平行に腸間膜を切開する（図4B）。
- 回結腸静脈根部より尾側で上腸間膜静脈に到達し，上腸間膜静脈本幹の表面をしっかり露出しながら回結腸動静脈の根部に到達する（図5）。

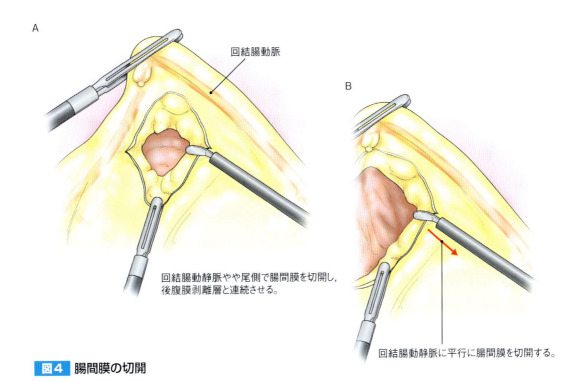

図4 腸間膜の切開

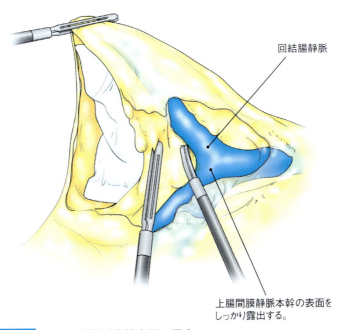

図5 上腸間膜静脈本幹表面の露出

結腸癌の手術

- 動静脈は背側の十二指腸に注意しクリップ後切離する。回結腸動脈が上腸間膜静脈の背側に位置する場合は上腸間膜静脈右縁のレベルで，腹側に位置する場合は上腸間膜静脈左縁のレベルで切離し，上腸間膜動脈からの分岐根部まで追うことはしない（図6）。
- 続いてsurgical trunkの郭清に移る。上腸間膜静脈前面をしっかりと露出した剥離層を上腸間膜静脈の走行に沿って頭側に延長していく。

> **手術のコツ**　上腸間膜静脈前面は一度表面が露出する層を出すと，その後は鈍的剥離にて剥離層を維持できる。

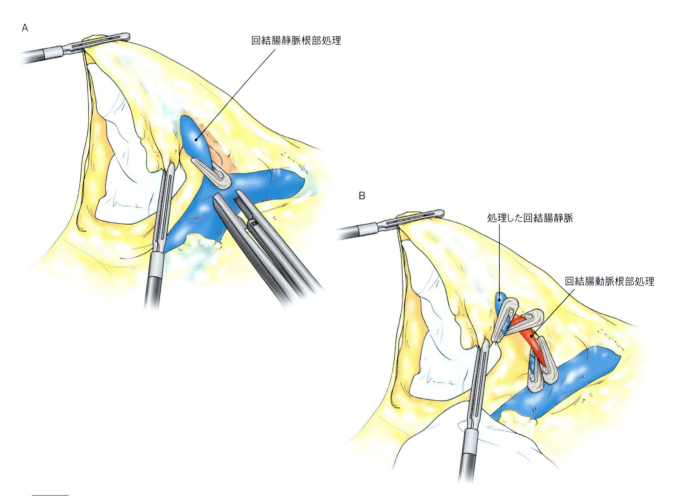

図6 回結腸動静脈の処理

1 回盲部切除（後腹膜剥離先行アプローチ法）

- 郭清の中枢側端は上腸間膜静脈左縁としており，上腸間膜静脈前面を露出させ，頭側にsurgical trunkの郭清を行い，右結腸動脈が存在する場合はその尾側までの郭清を，存在しない場合は中結腸動脈の尾側までの郭清をD3郭清としている。
- 血管処理とsurgical trunkの郭清後，十二指腸前面と膵頭部前面を結腸間膜から剥離授動し，肝彎曲部の背側まで到達しておく（図7）。

> **手術のポイント**　体外操作を安全に行うために，必要があれば副右結腸静脈を切離しておくことが重要である。

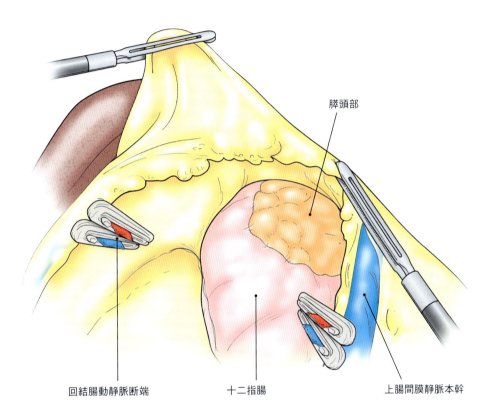

図7　十二指腸，膵頭部の授動

4 肝彎曲授動：頭側アプローチ

- 横行結腸と大網を尾側に移動させた後，助手は胃大網動静脈（右上ポート左手鉗子）を頭側，大網の横行結腸付着部付近を（右下ポート右手鉗子）を尾側に引き下げ展開する。通常回盲部切除では網嚢の開放は行わない。
- 横行結腸と十二指腸，右胃大網動静脈の走行に注意しつつ，網嚢腔の外側で右胃大網動静脈の周囲脂肪と大網との癒着を鈍的鋭的に剥離し，膵前面の右胃大網動静脈根部付近で横行結腸間膜との癒合に到達する。
- 術者の両手の鉗子を左右に動かして，層を左右に分けるように鈍的剥離を進め，背側から剥離授動した十二指腸前面との層に交通させる。

結腸癌の手術

- 残存した癒合筋膜や肝結腸靭帯を肝弯曲に向けて切離(図8)し，続いて上行結腸の壁側腹膜との癒合部を切離すると尾側からの剥離層と交通し右側結腸の授動が完了する(図9)。

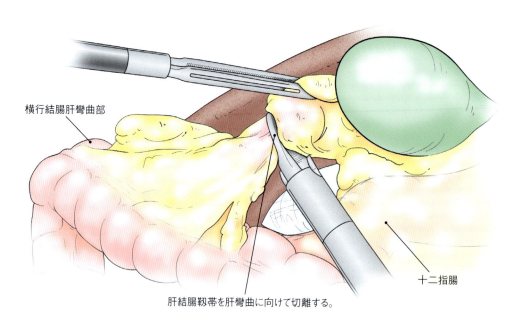

図8 肝結腸靭帯の切離

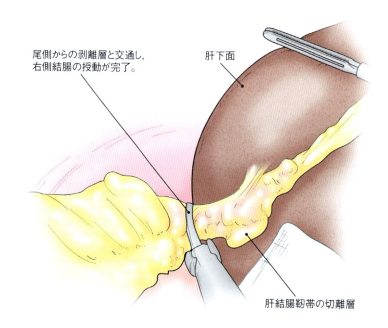

図9 右側結腸の授動

5 小開腹創からの腸管切離と吻合再建

- 臍部のカメラポート創を縦に延長し4cm程度の小開腹創とする。吻合は機能的端々吻合を行う。

6 腹腔内再確認

- 再建腸管を腹腔内に還納した後再気腹し，腹腔内の出血や腸管のねじれがないか，を確認する（図10）。
- 腸間膜欠損部への小腸の陥入がある場合は小腸を引き抜き出す。ドレーンは留置していない。

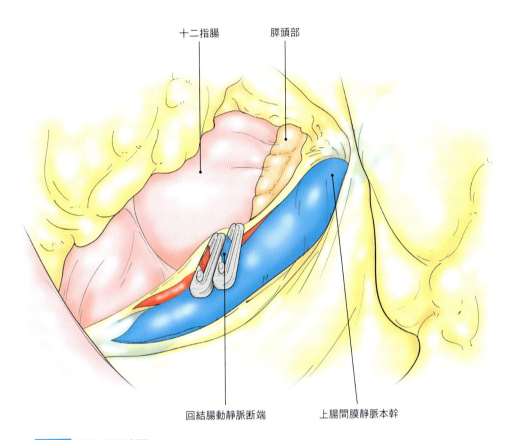

十二指腸　膵頭部

回結腸動静脈断端　上腸間膜静脈本幹

図10 腹腔内再確認

7 閉腹

- 十分な創洗浄後2層に閉創し，手術を終了とする。

術後チェック

- 術後1日目，3日目，5日目，7日目に採血とX線を行う。
- 飲水は術翌日，食事は術後2日目より開始し，術後8日目以降に退院予定とする。

結腸癌の手術

2 右半結腸切除術（内側アプローチ先行）

がん研有明病院消化器センター大腸外科　三城弥範，福長洋介

適応

虫垂，上行結腸，横行結腸中間位までを主座とする大腸癌に対して行う。

術前検査

- がん研有明病院では一般術前採血，腫瘍マーカー，呼吸機能検査，負荷心電図，造影腹部CT，胸部CT，腹部超音波検査，上下内視鏡検査をルーチンで行っている。
- 主に造影CTにて腫瘍の局在，深達度，リンパ節転移の有無，遠隔転移の有無とともに，surgical trunkを中心とした血管の走行－回結腸動静脈の分岐とその位置関係，右結腸動脈の有無，中結腸動脈の分岐，胃結腸動脈幹の走行，分岐につき検討し，手術の手順とイメージを決定する。

手術手順

1. 手術室の配置
2. ポート挿入
3. 小腸の展開と回結腸動静脈の確認
4. 内側アプローチの開始
5. 腹膜の切り上げとsurgical trunk確認露出
6. 中結腸動脈の処理とNo.223リンパ節の郭清
7. 膵前面の剥離と胃結腸静脈幹の確認
8. 胃結腸間膜の切離
9. 副右結腸静脈の処理
10. 十二指腸からの剥離と肝彎曲授動
11. 回盲部を尾側から授動
12. 開腹操作
13. 三角吻合
14. 腹腔鏡操作にて最終確認

手術手技

1 手術室の配置

- モニター2台は頭側にそれぞれ左右にずらして置き，同じモニター画面を映す。術者は患者脚間に立ち，第一助手は患者の右側，スコピストは患者左側に立つ。看護師は左尾側に入る（図1）。

2 ポート挿入

- 臍部縦切開による開腹法にて12mmカメラポートを挿入する。術者のワーキングポートは右手で電気メス，エネルギーデバイス，血管クリップが使用できるように左下腹部に5mmポートを挿入。左手は右下腹部に3mmポートを留置し3mm細径鉗子を使用する。

- 助手は右側腹部に3mmポートを留置して，同様に3mm鉗子を用いて展開を行う。
- スコピストは臍部から10mm 30°斜視鏡を使用する。なおガーゼの出し入れは臍部のポートから行う。

3 小腸の展開と回結腸動静脈の確認

- 肝転移や腹膜播種などの有無を確認しstagingを行ったのちに，頭低位，左低位とし小腸を左側に展開する。

> **手術の注意点**　この際，小腸を直接鉗子で把持をしないように心がける。

- ランドマークは十二指腸水平脚と回腸末端とする。回盲部を外側腹側に牽引することで回結腸動静脈を確認する。

4 内側アプローチの開始

- 助手が回結腸動静脈の中間位からやや末梢を把持し，腹側に挙上し，術者が小腸間膜を尾側背側に牽引する。回結腸動静脈の尾側背側にできたくぼみと上腸間膜動静脈血管茎で形成される三角形を意識しながら，このくぼみを目印に間膜を切開する。

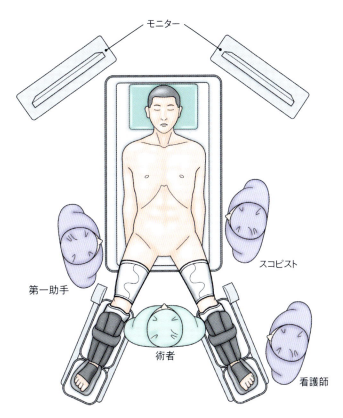

図1 手術室の配置

- 腹膜下筋膜を背側に温存剥離しながら頭側，左側に剥離を進め，十二指腸前面に至りこれを露出する（図2）。

5 腹膜の切り上げとsurgical trunk確認露出

- 助手が横行結腸中央部で横行結腸間膜を頭側に展開し，術者左手で回結腸動静脈を把持することで，Treitz靱帯の位置と中結腸動脈の位置を確認し，腹膜切開の方向を決める。
- 中結腸動脈根部左側を目指し，内側アプローチで切開したラインと連続させるように腹膜を切開する（図3）。この切開ラインを郭清の左縁とする。

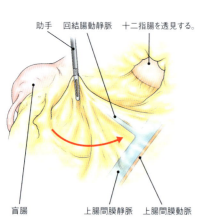
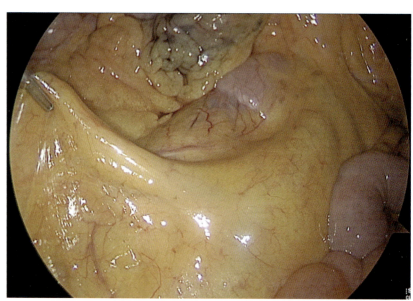

図2 十二指腸前面の露出

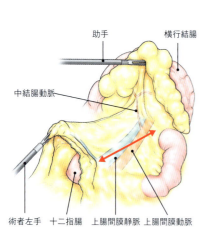
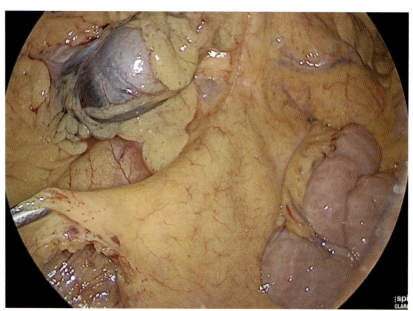

図3 腹膜の切開

2 右半結腸切除術（内側アプローチ先行）

- 中結腸動脈根部のシルエットを確認しながら上腸間膜静脈前面に至り，先につけた腹膜切開ラインに沿って剥離を進める。

> **手術のコツ**
> ここでいきなり回結腸静脈（回結腸静脈）の分岐を見つけに行くのではなく，上腸間膜静脈左縁中枢側から抹消に向かって上腸間膜静脈前面の脂肪組織を郭清し，さらに抹消側からも郭清しながら挟み撃ちにする形で回結腸静脈の分岐を確認する。

- 上腸間膜静脈左縁をNo.203, 213リンパ節の郭清範囲左縁とし，上腸間膜動脈の左側にまで回り込む必要はない。

> **手術のポイント**
> 事前の画像検査にて回結腸動脈が上腸間膜静脈の腹側もしくは背側のどちらを走行しているかを確認しておくことが安全な郭清に重要である。

- 以上の操作にて上腸間膜静脈前面はきれいに露出され，回結腸静脈分岐も安全に確認できる（図4）。
- 回結腸静脈を根部で中枢側に1クリップしたのちに抹消側はベッセルシーリングシステムで切離する。回結腸動脈は上腸間膜静脈の腹側を走行する際には上腸間膜動脈分岐の根部を露出し，中枢に1クリップした後にベッセルシーリングシステムで処理をする。
- 背側を走行する場合には，回結腸静脈の処理に引きつづき，同様に処理を行う。右結腸動脈が単独分岐（約20％）している場合には，同様に根部をクリップの後にベッセルシーリングシステムで処理をする。

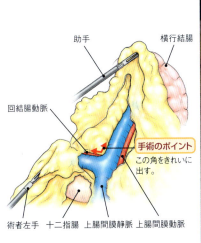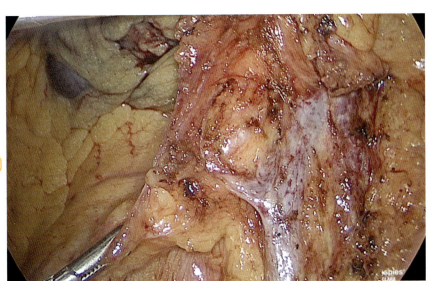

図4 上腸間膜静脈前面の露出

手術のポイント

- ドライな視野で手術をすすめること。
- 「1枚切開して剥離をする」を繰り返す。
- 左手をこまめに持ち替えて適切なテンションをかけること。
- テンションのかかっていないところは切らない。

6 中結腸動脈の処理とNo.223リンパ節の郭清

- 上腸間膜静脈を中枢に沿って郭清を進める。Treitz靱帯右付近で，横行結腸間膜を幕状に展開し，中結腸動脈根部の位置，左右の分岐を確認し，中結腸動脈根部でNo.213リンパ節を郭清しながら動脈を露出する。
- 右縁では上腸間膜静脈前面の剥離層と連続させる。中結腸動脈左縁を郭清ながら抹消に向かい，右枝分岐で中枢側をクリップし，抹消側はベッセルシーリングシステムで処理し切離し，*en bloc* にNo.213リンパ節を郭清する。

7 膵前面の剥離と胃結腸静脈幹の確認

- 上腸間膜静脈右縁を郭清しながら先の内側アプローチで剥離した十二指腸前面の剥離層に連続させる。
- さらに電気メスのヘラで膵臓を背側に押さえながら十二指腸外則から膵前面を露出させる。
- 上腸間膜静脈の剥離を中枢に進め，胃結腸静脈幹の分岐とその左側にある中結腸静脈の分岐を確認したところで結腸間尾側からの操作を一旦終了する（図5）。

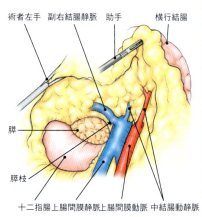
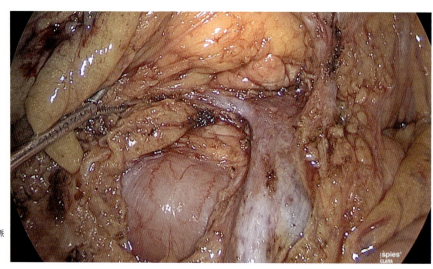

図5 膵前面の剥離

8 胃結腸間膜の切離

- 頭高位とし横行結腸と大網を尾側に配置する。
- 胃大網動静脈を包む脂肪組織が色の違いとして認識できるので，これを助手は大きく把持して頭側腹側に引き上げる。
- 術者はその尾側を牽引して切開の境界を把握する。
- スコピストは上からの見下ろし，最初は全体を見て胃と結腸の位置関係を把握し，切開に入る時には近接する。

9 副右結腸静脈の処理

- 胃結腸間膜の切離を左右に広げると左側では網嚢腔内に至り，胃後壁と膵前面が確認される。網嚢腔の解放は横行結腸中央部から左側で入りやすい。
- 右側への剥離は右胃大網動静脈周囲の脂肪と横行結腸間膜側の脂肪を分けるように剥離し，この間に大網への大網枝をベッセルシーリングシステムで処理をしながら胃結腸静脈幹へ向かう。
- ここで尾側からの剥離層に連続するので結腸間膜内に胃結腸静脈幹から分岐する副右結腸静脈を確認し，この分岐末梢で膵前面から浮かせるように全周性に剥離し，中枢側をクリップし，末梢側はベッセルシーリングシステムで切離する（図6）。

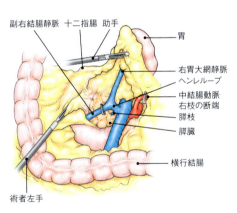
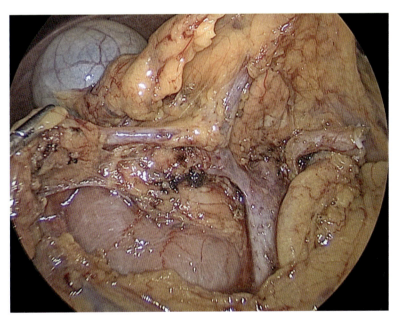

図6 副右結腸静脈の処理

10 十二指腸からの剥離と肝彎曲授動

- 術者は横行結腸間膜を尾側に展開し，助手は十二指腸前面の組織を頭側腹側に牽引してその間を切開する。
- 十二指腸を超えると肝彎曲部の後腹膜へと移行するので，くぼみを意識しながら，これを切離し，背側では腎前筋膜を背側に温存しながらTold's fusion fasciaを剥離して肝彎曲を授動する。

11 回盲部を尾側から授動

- 肝彎曲の授動は視野と展開が限界にきたところで終了する。
- 再度頭低位とし，全小腸を頭側に展開する。
- 助手は虫垂あるいはその周囲の脂肪を把持し，頭側腹側に展開，術者は左手で背側の腹膜を牽引しながら，右総腸骨動脈の走行に沿ってこれを切開する（図7）。内側は，腸間膜根に向かって切離を進める。
- 後腹膜に属する脂肪組織はやや黄色味が強く見分けがつくので，それらをしっかり背側に落とす層で剥離をすることで，腹膜下筋膜に切り込まず，尿管や性腺動静脈は背側に温存される。
- 剥離が進むと頭側からの剥離層と容易に連続し全右結腸が授動される（図8）。ここで虫垂あるいはその周囲脂肪組織を鉗子で把持して腹腔鏡操作を終了。開腹操作へと移行する。

12 開腹操作

- 臍の12mmカメラポートを4〜5cmの小開腹とする。創縁保護のためwound protectorを装着し，授動した右結腸を体外に結腸を引き出す。
- 主病巣より肛門側結腸は10cm離して切離ラインを決定し，間膜を処理し，標本を摘出する。

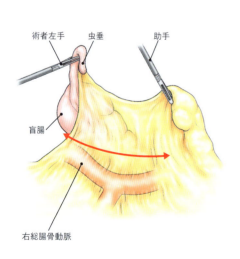
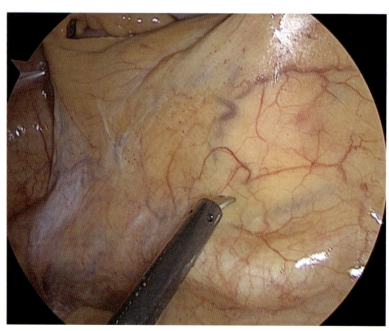

図7 回盲部の授動

13 三角吻合

- 吻合は機械を用いた端々三角吻合で行っている。
- 回結腸吻合では腸管径が著しく違うことがあるので，回腸の腸間膜対側を腸管の長軸方向に1〜1.5cmほど切開して口径差を少なくすると同時に，吻合孔を十分広く確保するとよい。
- まず後壁内翻縫合を行う。端より少し後壁よりそれぞれ1針ずつその中央に1針，合計3針の全層支持糸をかける。これらを吊り上げながらリニアステープラーで全層に内翻縫合する。
- 次に残り2/3を2回に分けてリニアステープラーで縫合閉鎖していく。
- まずは先に縫合した第一の縫合線の端のさらに後壁よりに漿膜側に結節ができるように1針支持糸をかける。次に全壁の中央に1針とさらにこれと最初の後壁断端の支持糸との間に1針支持糸をおく。これら3点の支持糸を水平に吊り上げてリニアステープラーを用いて外翻で全層縫合する。
- 最後に残った1/3も同様に3点の支持糸をかけてこれを吊り上げながら外翻縫合する。不必要な漿膜筋層縫合は吻合孔を小さくする可能性があるため原則行わない。

14 腹腔鏡操作にて最終確認

- 吻合腸管を腹腔内へと戻し，出血がないことを確認する。
- 吻合部背側に小腸が入り込んでいないかを確認し，入り込んでいた場合は引きずり出して骨盤内に落とす。
- surgical trunk上に出血やクリップの脱落がないことを確認し，吻合部前面から間膜欠損部に大網をおき，腹腔鏡操作を終了する。ドレーンは通常留置しない。

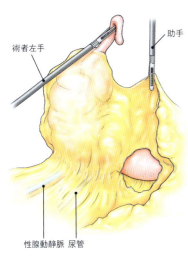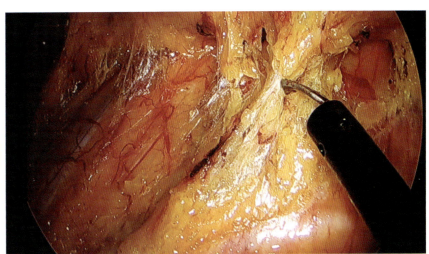

図8 頭側からの剥離層との交通

結腸癌の手術

3 横行結腸癌に対する内側アプローチによる腹腔鏡下横行結腸切除

がん研有明病院消化器センター大腸外科　**永田　淳，長山　聡**

適応

わが国において大腸癌は増加傾向にあり，腹腔鏡下大腸切除術は広く普及しつつある。横行結腸癌に対する腹腔鏡下手術は腫瘍の部位により両側の結腸曲の授動が必要となることや郭清の対象となる中結腸動静脈の破格が多いことから難易度が高いとされ，国内外の臨床試験で対象外とされてきた。大腸癌治療ガイドラインでも手術チームの習熟度を十分に考慮して適応を決定するべきであるとされている[1]。

がん研有明病院で行われている横行結腸癌に対する腹腔鏡下手術に関しては，秋吉らが開腹手術と比較して遜色のない成績を報告しており[2]，隣接する重要臓器（膵・十二指腸など）への明らかな浸潤を認める症例や高度の心肺機能低下症例を除いて病期に関係なくほとんどすべての症例を腹腔鏡下手術の適応としている。

横行結腸癌の手術の難易度は症例によってさまざまである。腫瘍が肝彎曲部近くにある場合は右半結腸切除術（あるいは拡大右半結腸切除），脾彎曲部近くにある場合は左半結腸切除術（あるいは拡大左半結腸切除）が選択されることが多い（各々の術式に関しては別項で記述）。また小範囲の横行結腸部分切除であれば腸管の授動操作をほとんど行わなくても小切開創から直視下に病変部を切除吻合することが可能な場合もある。本項では腫瘍が横行結腸中央部に位置する場合に中結腸動脈根部の郭清と左右の横行結腸の授動を内側アプローチで行う腹腔鏡下横行結腸切除（いわゆる横行結腸部分切除）について記述する。

術前チェック

- 内視鏡・造影CT・消化管造影を施行し，悪性細胞の組織学的診断，腫瘍の局在や深達度，リンパ節転移・遠隔転移の有無を評価しておく。横行結腸が長い場合に早期癌などで腫瘍部位の特定が難しい症例もあり，術前のマーキング（クリッピング法，点墨法，インドシアニングリーン法[3]など）を施行しておく。

- 中結腸動静脈・副右結腸静脈やHenleのgastrocolic trunkは多種多様な破格が存在し，術前CT angiographyである程度の径を有する脈管の走行を把握することが必要である。ときに画像では描出されない細い径の脈管が存在することもあり，術中診断が重要となる。

手術手順

1. 体位
2. 腹腔鏡・ポート挿入
3. 小腸の移動
4. 結腸間膜の切開
5. 肝結腸間膜の穿破と右側横行結腸の授動
6. 副右結腸静脈の切離
7. 網嚢腔への到達（内側・右尾側から）
8. 網嚢腔への到達（内側・左尾側から）
9. 左側横行結腸の授動
10. 中結腸動脈根部の同定とリンパ節郭清
11. 臍切開創からの腸管の引き出し
12. 体外操作（切除・再建）
13. 腹腔内洗浄・再気腹
14. 閉腹

手術手技

1 体位（図1）

- マジックベッドを使用する。
- 患者の両下腿をレビテータに乗せてフットポンプ（間欠的空気圧迫装置）を装着し水平開脚位とする。両上肢は体幹に寄せて固定する。落下防止のため固定具を装着する。体幹を水平位としてカメラポートを挿入する。
- 気腹開始後に残りのポートを挿入し手術操作を開始する。

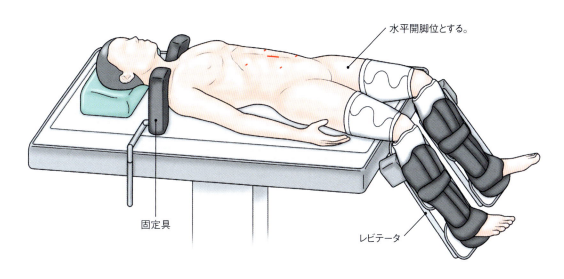

図1 ポート挿入と手術開始時の体位

2 腹腔鏡・ポート挿入

- 術者は患者左側，助手は患者右側，スコピストは脚間に立つ（図2A）。
- 脾彎曲授動の際は術者と助手の位置が入れ替わる（図2B）。
- 手術は原則として5ポートで行う（図3）。臍部縦切開後にopen法でカメラポート（12mm）を挿入，絹糸で固定し，腹腔内を観察する。腫瘍の局在や腹腔内癒着，転移巣の有無を確認する。残り4本のワーキングポート（すべて5mm）は下腹壁動静脈を損傷しないように注意して挿入する。
- 術者右手はOpti 4®（吸引・送水付きヘラ型電気メス），超音波凝固切開装置あるいはベッセルシーリングシステムを使用する。

A：手術開始時

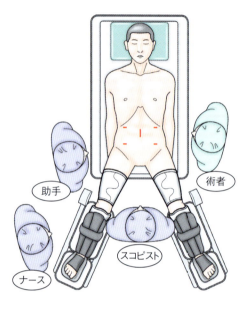

B：左側横行結腸，脾彎曲授動時

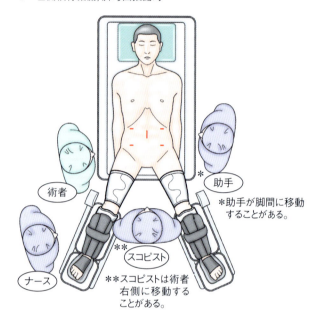

*助手が脚間に移動することがある。
**スコピストは術者右側に移動することがある。

図2 術者・助手の位置

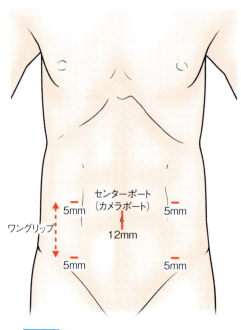

図3 ポートの位置

- 術者左手と助手の両手は無傷鉗子を使用する。
- 術中はミストによる視野障害を防ぐためにスコピストが脱気システムのフットペダルを間欠的に使用してクリアな術野を確保する。
- すべてのポート挿入後,最終的に体位はやや頭高位,右上ローテートとなる(図4)。

3 小腸の移動

- 術者は小腸を左側腹部・骨盤部へ移動させる(図5)。

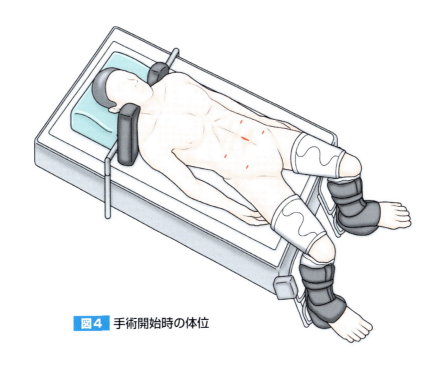

図4 手術開始時の体位

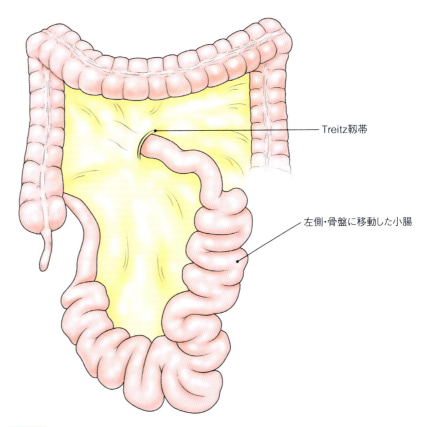

Treitz靱帯

左側・骨盤に移動した小腸

図5 左側・骨盤への小腸の移動

結腸癌の手術

- 助手は両手鉗子で把持した組織を腹側に牽引することで，横行結腸間膜を衝立て状に展開する（図6）。
- 間膜を展開したのち中結腸動脈の走行を確認し腫瘍に流入する中結腸動脈からの枝（main feeder）を想定して，中結腸動脈を軸とする扇状の郭清範囲を決定する（図7）。
- 間膜の癒着があるときには，剥離を追加して進展できるようにしておく。

> **手術のポイント**
> - 腸管の把持は愛護的に行う。原則として腸管自体は把持せずに，間膜を把持してコントロールすることで小腸を移動する。
> - 横行結腸間膜の展開では，助手の右手鉗子は横行結腸の腹膜垂あるいは間膜を把持して患者右側腹側やや頭側に牽引する。同様に左手鉗子は腹膜垂あるいは間膜を把持して患者左側腹側やや頭側に牽引する。

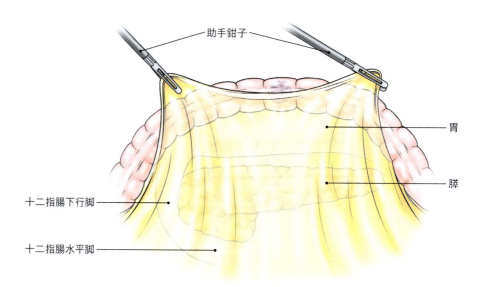

図6 横行結腸間膜の展開

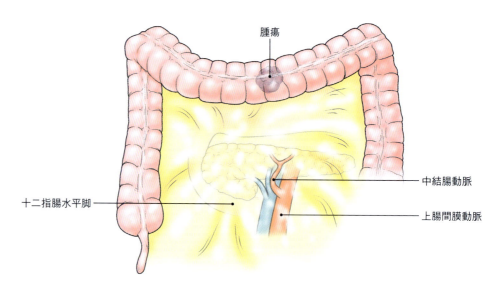

図7 横行結腸間膜内を走行する中結腸血管とmain feederの把握

4 結腸間膜の切開

- 術者の左手は助手とのカウンタートラクションを意識しながら横行結腸間膜を牽引する。
- 十二指腸水平脚が透見する部位で結腸間膜を切開する（図8）。
- 結腸間膜と膵頭十二指腸表面の膜（膵前筋膜）との間を丁寧に剥離しながら内側アプローチを肝彎曲部に進めると，肝結腸間膜の内面に到達する。

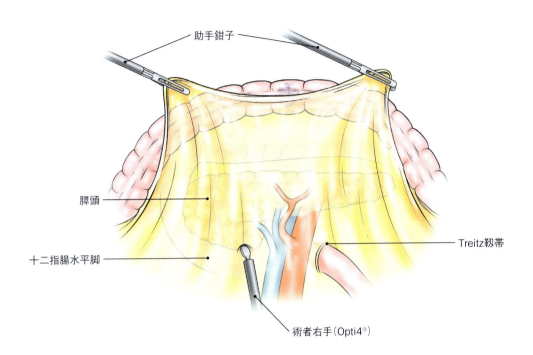

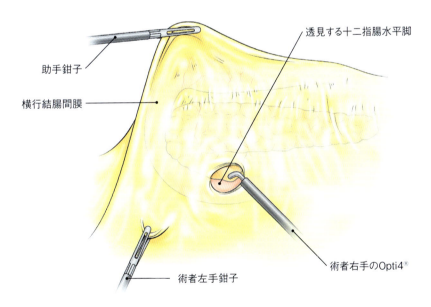

図8 横行結腸間膜の切開

5 肝結腸間膜の穿破と右側横行結腸の授動

- 肝結腸間膜の外側（頭側）に存在する肝臓あるいは胆囊を透見することができる。そのまま肝結腸間膜を穿破する（図9）。
- 穿破してできたスペースに助手の両手鉗子を挿入し腹側に挙上することで，さらに内側から右外側へ向けて横行結腸間膜と胃結腸間膜の剥離を進めて，右側横行結腸の授動を行うことが可能となる（図10）。

6 副右結腸静脈の切離

- 内側アプローチで結腸間膜と膵前筋膜の剥離を進めると，上行結腸間膜内に副右結腸静脈が透見される。
- 右胃大網静脈の胃結腸静脈幹への流入部を確認し，その末梢で副右結腸静脈を切離する（図11）。

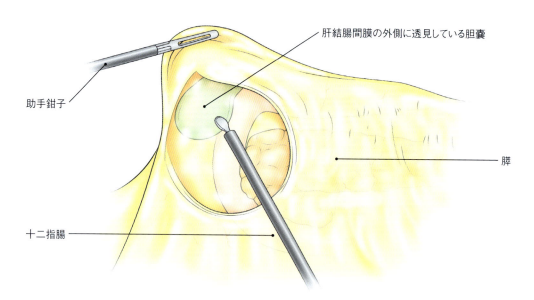

図9 肝結腸間膜の穿破

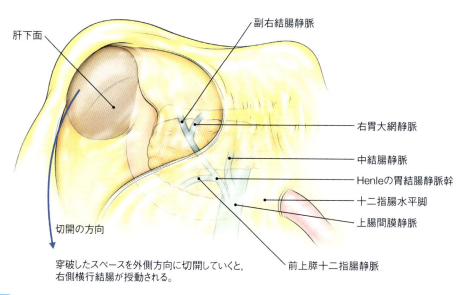

図10 右側横行結腸の授動

| 手術の注意点 | 穿破したスペースに挿入した助手の両手鉗子に頭側方向の過度の力が加わると胃結腸静脈幹を損傷することがあるので注意を要する。 |

7 網嚢腔への到達（内側・右尾側から）

- 結腸間膜と膵前筋膜・胃結腸間膜を剥離して内側・右尾側から網嚢腔に到達する（図12）。引き続き内側アプローチによる左尾側から網嚢腔への操作に移行する。

| 手術のポイント | 網嚢腔への到達は胃後壁が出現することで確認できる。 |

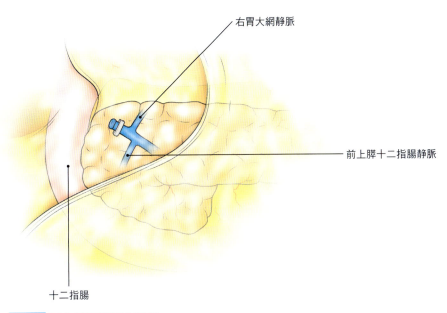

図11 副右結腸静脈の処理

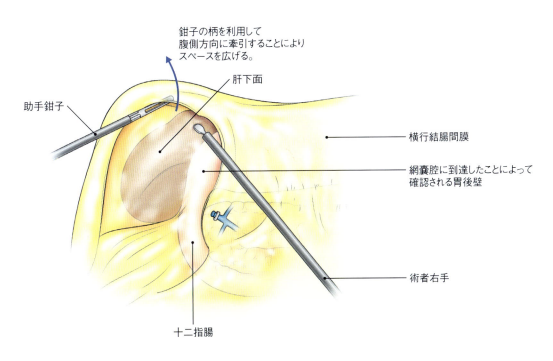

図12 内側・右尾側からの網嚢腔への到達

8 網嚢腔への到達（内側・左尾側から）

- 術者は患者右側，助手は患者左側へ移動する。患者体位をやや左上ローテートとし，左外側へ排除していた小腸を右外側へ移動する。
- 助手が両手で横行結腸間膜を衝立て状に展開する。空腸起始部をメルクマールとして横行結腸間膜を剥離して，下腸間膜静脈が膵臓の背側に流入する部分を確認する。ここを膵下縁として横行結腸間膜後葉を切開し，膵表面を頭側へ向かって乗り越えるイメージで横行結腸間膜前葉に至り，これを穿破して内側・左尾側から網嚢腔へ到達する（図13）。
- この際，膵実質を損傷しないよう術者・助手ともに注意が必要である。
- 内側・右尾側からのアプローチ時と同様に胃後壁が視認される。これにより左右両側からの中結腸血管を軸としたencirculationが完成する。

> **トラブルシューティング**
>
> 内側アプローチは術野の手前から奥側に向かって手術操作を進めることができる，腹腔鏡下手術ならではの有用なアプローチ法であるが，網嚢腔に高度癒着を認める場合には手術の進行が困難なケースも存在する。その際は躊躇せずに横行結腸を尾側に展開して，頭側アプローチあるいは外側アプローチに切り替えて手術を進める柔軟さが必要である。

9 左側横行結腸の授動

- 横行結腸間膜を衝立て状に展開したまま横行結腸間膜前葉を外側へ切離していくと，脾彎曲部へ到達する。
- 外側に脾臓が透見されるので，そのまま脾結腸間膜を穿破する。

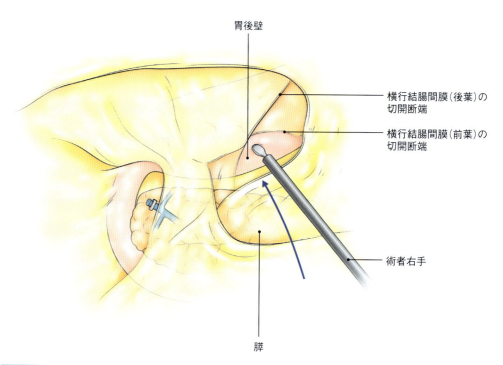

図13 横行結腸間膜を切開し，内側・左尾側からの網嚢腔への到達

3 横行結腸癌に対する内側アプローチによる腹腔鏡下横行結腸切除

● さらに外側へ向けて胃結腸間膜を切離すると左側横行結腸をほぼ授動することが可能となる（図14）。

> **手術の注意点**　助手は結腸間膜や腹膜垂を把持して牽引する際に力を入れすぎないようにする。組織にかかる緊張を意識して操作しないと余計な力が加わって脾損傷を起こすことがある。

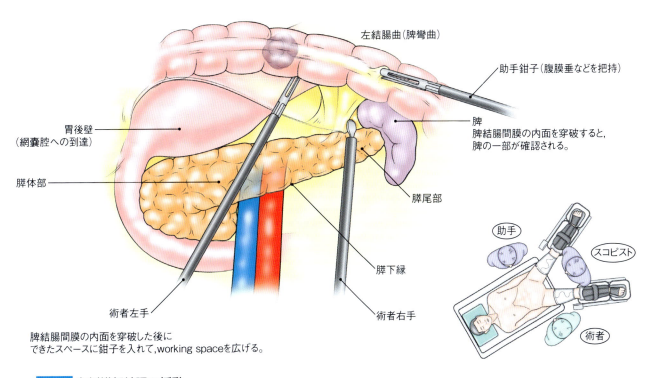

図14 左側横行結腸の授動

10 中結腸動脈根部の同定とリンパ節郭清

- 中結腸動静脈を軸として認識したのち，膵下縁を中心に膵臓の輪郭を確認しつつ，上腸間膜静脈の前面・上腸間膜動脈周囲の神経叢や血管縁を確実に露出させながら，郭清の操作を脈管の末梢から中枢側へ進めることにより中結腸動脈根部を同定することが可能となる（図15）。
- 中結腸動静脈の根部を同定することでリンパ節郭清が完了する。

手術の注意点
- 中結腸静脈が中結腸動脈の近傍（特に背側）に併走する場合があるので動脈の処理の際には細心の注意が必要である。
- 中結腸動脈の分枝が上腸間膜動脈から直接独立分枝する場合もあり，注意を要する。腫瘍の位置により脈管の処理を考慮する。

11 臍切開創からの腸管の引き出し

- 横行結腸がある程度の長さを有する場合には，上記の操作により腸管の授動が完成し，臍部小切開から腸管を引き出すことが可能となる。
- 腸管の長さが短い場合や組織が厚くて臍部からの引き出しが難しいことが想定される際は，躊躇せず両側の結腸曲の授動を追加する（別項参照）。

トラブルシューティング
- 横行結腸が長い場合は下腸間膜静脈を温存する場合が多いが，体格などの問題で追加授動が必要な場合は下腸間膜静脈を膵下縁で切離して下行結腸を授動する。
- 腸管の引き出しが困難な場合，原因として大網の容積が大きい場合や腸管そのものの厚みが挙げられる。その際には再度気腹して腹腔内で大網の処理を行ったり，口側腸管を先に引き出して切離してから腹腔内に戻すことで肛門側の腸管が引き出しやすくなって対処可能なことがある。口側腸管を腹腔内に還納する際には間膜のねじれを防止するため切離断端にスーチャーアンカーをつけておく。

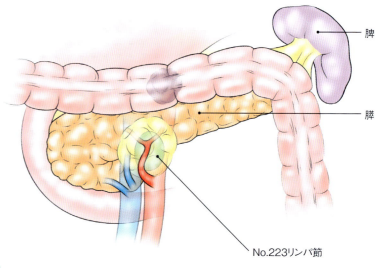

図15 中結腸血管茎の同定とリンパ節郭清

12 体外操作（切除・再建）

- 腸管が十分に引き出されることを確認したのち，臍部のポート創を延長切開して創縁にプロテクターを装着する。
- 覆布の上で腫瘍から十分な距離をとって腸管を切離してから間膜を処理したのち，自動縫合器を用いて機能的端端吻合を施行する。
- ステープルラインは漿膜筋層縫合で補強する。

手術のポイント	体外操作の際に止血ガーゼなどの異物はすべて回収しておく。

手術の注意点	腸間膜の間隙は腹腔鏡下に完全縫合することは困難であり，不十分な縫合閉鎖がかえって内ヘルニアの原因を作ってしまうという観点から行っていない。

13 腹腔内洗浄・再気腹

- 吻合した腸管を腹腔内に戻したのち，再気腹する。
- 腹腔内を生理食塩水で洗浄して出血や腸液の漏出がないこと，止血ガーゼなどの異物の遺残がないことを確認する。
- 腸管を空腸起始部から回腸末端部へ向かって並べ直して腸管や間膜のねじれがないこと，吻合部に緊張がかかっていないことを確認する。腹腔内ドレーンの留置は原則として行っていない。

14 閉腹

- ポート抜去部からの出血がないことを確認し気腹を終了する。抜去部を埋没縫合しステリストリップ®を貼付して手術を終了する。

術後チェック

- 術後X線で異物遺残がないことや吻合部のステープルの形成を確認する。
- 横行結腸切除後の吻合は腸管の自由度が高く緊張がかかりやすいため，浮腫による狭窄をきたす場合もあり，術後の腸管蠕動再開や排ガスの有無を理学所見と画像所見で十分に確認したうえで，食事の再開時期を検討する。

文献

1) 大腸癌研究会編：大腸癌治療ガイドライン医師用2014年版．金原出版，2014；p54．
2) Akiyoshi T, et al: Short-Term Outcomes of Laparoscopic Colectomy for Transverse Colon Cancer. J Gastrointest Surg 2010; 14: 818-23.
3) Nagata J, et al: Colonic Marking with Near-Infrared, Light-Emitting, Diode-Activated Indocyanine Green for Laparoscopic Colorectal Surgery. Dis Colon Rectum. 2016; 59(2): e14-8.

結腸癌の手術

4 左半結腸切除

坂総合病院外科　高津有紀子
がん研有明病院消化器センター大腸外科　福岡宏倫, 秋吉高志

適応

横行結腸の左側から下行結腸に位置する癌が適応となる。左結腸動脈と中結腸動脈左枝を処理し，横行結腸左半分・下行結腸を切除して横行結腸と下行結腸もしくはS状結腸を吻合する術式である。

術前に確認が必要な事項

- 注腸造影，大腸内視鏡にて腫瘍の局在を評価し，早期癌では病変の近傍に点墨を行う。
- 術前のMDCTで血管の走行を十分に把握しておく。

ポート位置と術者・助手の配置（図1）

■ポート位置

5ポートで行う。臍部に12mmのカメラポート，腹直筋外縁に左右2本ずつポートを挿入する。

■体位

頭低位で開始し，脾彎曲の授動の際に水平位，左上回転とする。

■配置

術者は患者右側，助手は患者左側，スコピストは術者の頭側に立ち，モニターは患者左足先に置く。脾彎曲の操作時には，助手は脚間，スコピストは術者尾側，モニターは患者左側へ移動する。

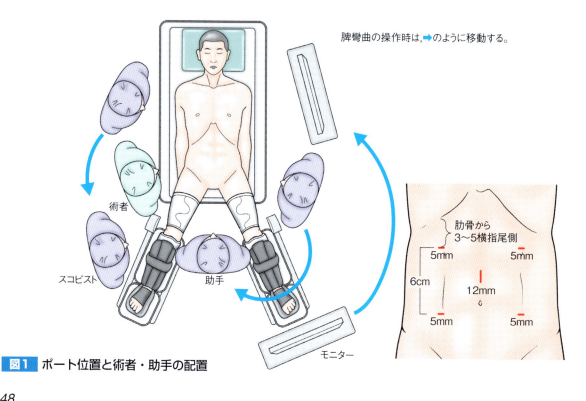

図1　ポート位置と術者・助手の配置

4 左半結腸切除

> **手術の ポイント**
> 右側ポートはS状結腸切除のときより頭側に留置しないと脾彎曲に鉗子が届かなくなるため，右上5mmポートは肋弓より3〜5横指尾側に，その約6cm尾側に5mmポートを挿入する。

手術手順

1. 内側アプローチ
2. No.253リンパ節の郭清と左結腸動脈の処理
3. 下腸間膜静脈の中枢側の処理
4. 膵と横行結腸間膜の剥離
5. 横行結腸間膜前葉の切離
6. 左側結腸外側の授動
7. 横行結腸から脾彎曲部の授動
8. 中結腸動脈左枝の切離
9. 体外操作

手術手技

1 内側アプローチ

● 内側アプローチで下腸間膜動脈背側を後腹膜から剥離する（図2）。

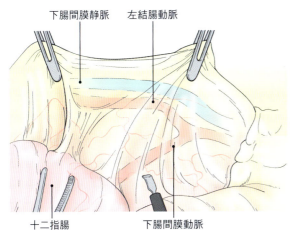
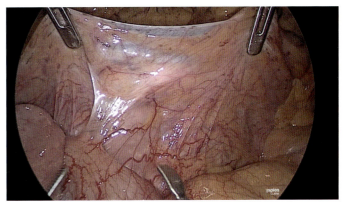
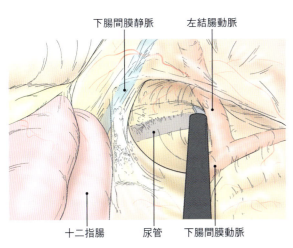
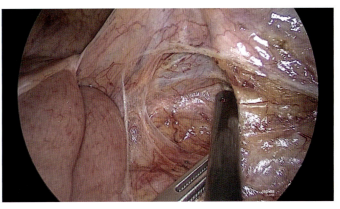

図2 内側アプローチ

2 No.253リンパ節の郭清と左結腸動脈の処理

- 下腸間膜動脈から左結腸動脈を露出しNo.253リンパ節の郭清をしつつ，左結腸動脈を根部で切離する（図3）。
- 左結腸動脈と下腸間膜静脈は伴走しているため，同じレベルで下腸間膜静脈の末梢を処理する（図4）。

手術のポイント　助手は左手で下腸間膜動脈〜上直腸動脈のpedicleを把持し腹側に持ち上げることで，下腸間膜動脈背側のスペースを確保する。右手は下腸間膜動脈〜上直腸動脈から剥離した結腸間膜を軽く腹側に持ち上げる。

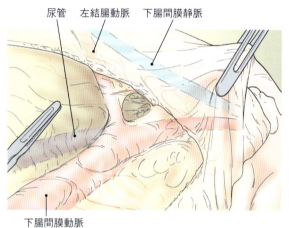 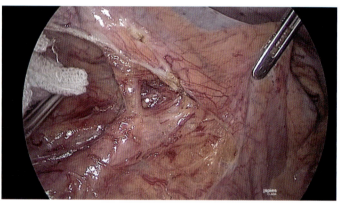

図3 左結腸動脈の処理

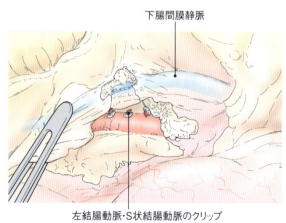 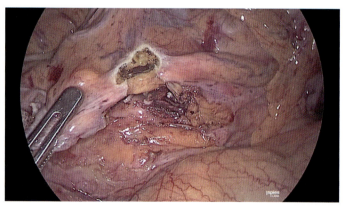

図4 下腸間膜静脈（末梢側）の処理

3 下腸間膜静脈中枢側の処理

- Gerota筋膜前葉と下行結腸間膜の間の剥離を頭側，外側に進める（図5）。
- 膵下縁で下腸間膜静脈中枢側を切離する（図6）。

手術のコツ	体位は水平位，左上回転とし，助手は脚間に移動する。

手術のポイント	助手は左手で下行結腸間膜の切離断端を把持し，腹側に持ち上げることで下行結腸間膜背側を展開する。右手は小腸を避けるか，横行結腸間膜や横行結腸脂肪垂を把持し大網と横行結腸を頭側に避ける。Gerota筋膜と下行結腸間膜の癒合は強く，剥離層が後腹膜側に入りやすいため術者は注意する必要がある。

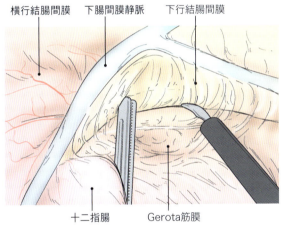
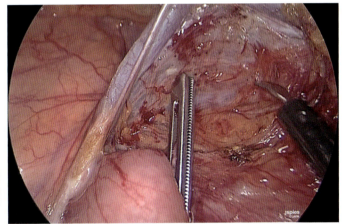

図5 下腸間膜静脈背側の剥離

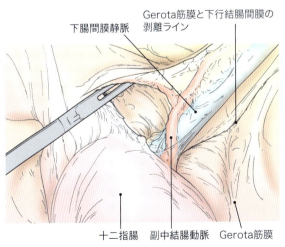
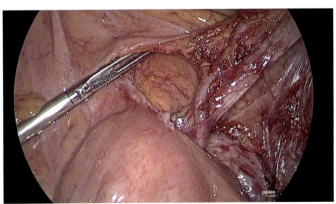

図6 下腸間膜静脈（中枢側）の処理（副中結腸動脈伴走）

4 膵と横行結腸間膜の剥離

- Gerota筋膜前葉と下行結腸間膜の間の剥離をさらに頭側へ進めると，膵臓を確認できる。
- 膵臓と横行結腸間膜の剥離を進め，膵を背側に温存する（図7）。

手術の コツ	Gerota筋膜と下行結腸間膜との剥離をそのまま頭側へ進めると膵後面に入ってしまうので注意が必要である。下腸間膜静脈切離断端，Treitz靱帯左側を起点とすると比較的容易に膵前面に入ることができる。

手術の ポイント	助手は，左手で下行結腸間膜の切離断端を腹側に挙上し，右手で横行結腸間膜を腹側頭側へ挙上し（横行結腸〜下行結腸間膜がV字状に展開されるように）剥離面を展開する。

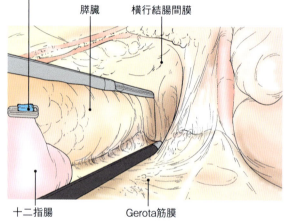
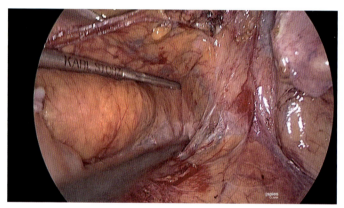

図7 膵と横行結腸間膜の剥離

5 横行結腸間膜前葉の切離

- 横行結腸間膜前葉を切離し網嚢内に到達する（図8）。
- 横行結腸間膜前葉を脾彎曲に向けて可能な範囲で切離しておく。

手術の コツ	胃と横行結腸間膜が癒着し，網嚢が閉じている症例もあるため，尾側からの網嚢内の到達が難しければ頭側からのアプローチに切り替える。

手術の ポイント	助手は右手で横行結腸間膜を挙上して網嚢の空間を広げる（図6で示した横行結腸～下行結腸間膜のV字状展開）。網嚢が開放された後は，助手の右手を網嚢内に，左手を下行結腸間膜背側に八の字で挿入し腹側に展開する。横行結腸間膜前葉には細い血管が走っていることが多いため，超音波凝固装置で止血をしながら切離する。

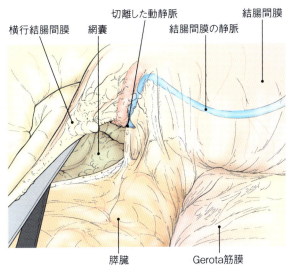
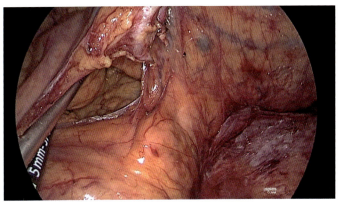

図8 横行結腸間膜前葉の切離

結腸癌の手術

6 左側結腸外側の授動

● 脾彎曲に向けて下行結腸間膜外側を切離する（図9）。

手術のコツ	脾彎曲部では結腸の彎曲した走行を意識し，あくまで結腸に沿って切離していく。
手術のポイント	助手は左手で切離ラインの対側を把持する．右手は大網を避けるか，下行結腸～横行結腸を内側に軽く牽引するが，強く牽引すると脾彎曲に余計な力がかかって脾臓の被膜が裂けることがあるので無理しない．

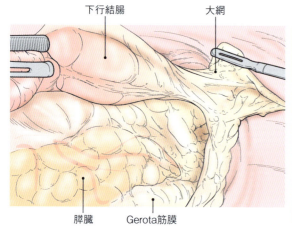
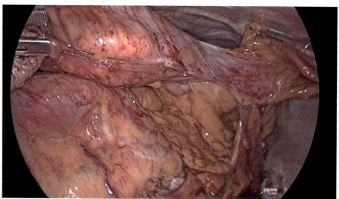

図9 下行結腸間膜外側の切離

7 横行結腸から脾彎曲部の授動

- 横行結腸の真ん中付近から大網を切離し網嚢内へ到達し，脾彎曲部に向かって切離していく（図10）。
- 同時に内側アプローチで網嚢に到達した部位より横行結腸間膜前葉も切離していくと，最終的に脾結腸靱帯に収束する（図11）。

手術のコツ	大網を切除する必要性が少ない症例では，大網の切離は右胃大網動静脈近傍よりも横行結腸付着部近傍で行う方が，標本の取り出しが楽である。

手術のポイント	助手の右手は右胃大網動静脈を含む大網を腹頭側へ，左手で大網を腹尾側へ牽引する。

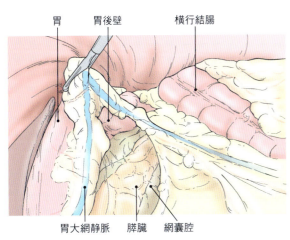 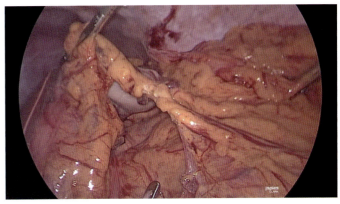

図10 大網切開

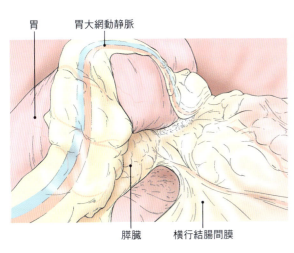 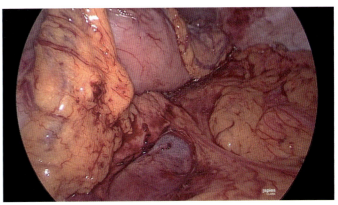

図11 横行結腸間膜前葉の切開

結腸癌の手術

8 中結腸動脈左枝の切離

- 中結腸動脈左枝を膵下縁でクリッピング切離する（図12）。

手術のコツ	副中結腸動脈が存在していることもある。

手術のポイント	助手は両手で横行結腸間膜を腹頭側に展開する（マタドール）。

9 体外操作

- 臍ポートを延長して，腫瘍を含む腸管を対外へ取り出し，腸管を切離して標本を提出。機能的端々吻合を行う。
- 再気腹後，腸管のねじれや吻合部への緊張がないこと，小腸の間膜への入り込みがないことを確認後，閉腹。ドレーンは基本的には留置しない。

手術のポイント	結腸の授動が十分でない場合や横行結腸が短い症例では吻合部に緊張がかかったり，再建結腸が背側の空腸起始部を圧迫することがある。十分な授動と，症例によっては右半結腸の授動が必要である。

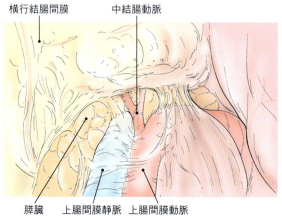
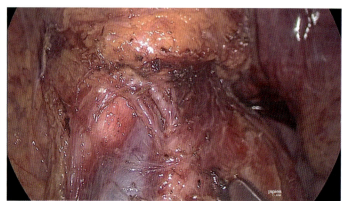

図12 中結腸動脈（左枝）の切離

結腸癌の手術

5 S状結腸切除

がん研有明病院消化器センター大腸外科　福田雄三，福岡宏倫，上野雅資

適応

- S状結腸切除術は，大腸癌の手術の中で最も多い術式である．がん研有明病院では，内視鏡治療適応外の早期癌（内視鏡切除後の追加切除症例含む），進行癌にかかわらず，ほぼすべてのS状結腸癌に対して，腹腔鏡によるアプローチで手術を行っている．
- 同じS状結腸切除術でも，癒着が高度の症例，結腸の走行異常がある症例，S状結腸が異常に長い症例・短い症例，脾彎曲授動が必要な症例など，難易度の高い症例も散見されるため，注意が必要である．

術前チェック

- 内視鏡で腫瘍の組織診断，深達度予測，狭窄・閉塞の有無をチェックし，腫瘍近傍に点墨・クリッピングを行う．
- 注腸検査でS状結腸の長さや腫瘍の局在を確認する．
- CTで腫瘍の局在，深達度予測，リンパ節転移や遠隔転移の検索を行う．
- 体位は癌の局在にかかわらず，すべて同じ体位での手術を行っている．

手術手順

1. ポート挿入，腹腔内観察
2. S状結腸間膜の処理
3. S状結腸間膜の剥離
4. 下腸間膜動脈背側の剥離
5. 下腸間膜動脈腹側の剥離
6. 下腸間膜動脈の露出，切離
7. 下腸間膜静脈の露出，切離
8. S状結腸間膜背側の剥離
9. S状結腸・下行結腸の外側剥離
10. 直腸S状部の間膜の剥離
11. 結腸間膜の肛門側切離ラインの設定，上直腸動静脈の処理
12. 肛門側腸管の切離
13. 小開腹，体外操作による口側腸間膜処理，口側腸管切離
14. 吻合
15. 閉創

手術手技

1 ポート挿入，腹腔内観察

- 臍にopen methodで12mmカメラポートを挿入する。腹腔内の癒着の有無，肝転移，腹膜播種や腹水の有無を確認する。
- その後，右下腹部に12mmポート，右側腹部，左下腹部，左側腹部にそれぞれ5mmポートを挿入する。

手術のポイント

左右下腹部ポート挿入時には，腹腔内から下腹壁動静脈を確認し，損傷しないように注意する（図1）。

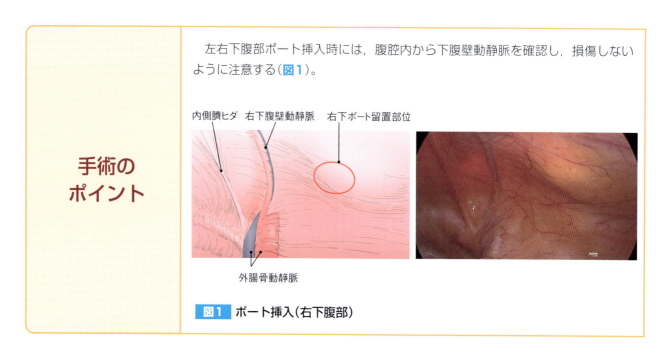

図1　ポート挿入（右下腹部）

2 S状結腸間膜の処理

- 体位を頭低位とし，小腸を頭側，右側によけ，S状結腸間膜をあらわにする。この際，十二指腸水平脚の位置も確認し，下腸間膜動脈根部の位置を認識する。
- 助手は両手とも腸管把持鉗子を持ち，左手の鉗子で下腸間膜動脈のpedicleを牽引し，右手の鉗子で直腸間膜の右側を把持する。
- 直腸間膜を垂直からやや左側に傾くように展開する。
- 術者はその展開のもと，電気メスを用いて岬角のやや頭側で間膜切開を開始する（図2）。

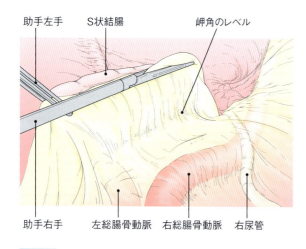 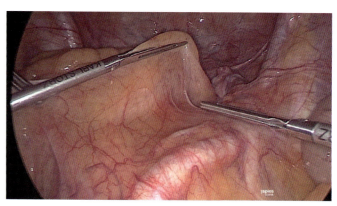

図2　S状結腸間膜の処理

| 手術の
ポイント | よい位置で切開できると，エアーが入り，組織の疎な箇所が見えてくる。 |

3 S状結腸間膜の剥離

- 術者は左手で下腹神経を保護するように展開し，S状結腸間膜との間の疎な結合組織を剥離する（図3）。
- 助手は剥離が進むにつれて，切離部位に十分な緊張がかかるように牽引の強さを調節する。

4 下腸間膜動脈背側の剥離

- 助手は右手の牽引を弱め，左手の鉗子を頭側に牽引することによって，下腸間膜動脈背側のスペースを展開できる。
- 左尿管が確認できると，それを背側に落とす層で疎な結合組織を剥離する。

| 手術の
ポイント | 術者は左手の鉗子と右手の電気メスで，正確な層を展開する。 |

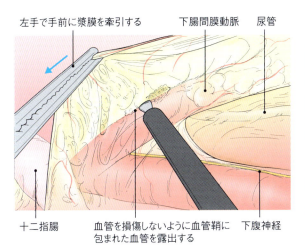
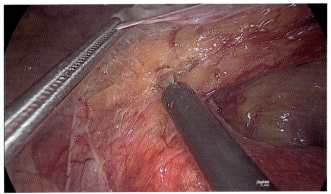

図3　S状結腸間膜の剥離

5 下腸間膜動脈腹側の剥離

- 郭清ラインの上縁を決める。
- 下腸間膜動脈の腹側の組織を術者の左手で把持し，少しずつ下腸間膜動脈寄りに持ち替えていき，下腸間膜動脈左側の結合組織を切離する（**図4**）。

6 下腸間膜動脈の露出，切離

- 背側，腹側の剥離の後，下腸間膜動脈周囲にまとわりつく神経を切離し，下腸間膜動脈を露出する。
- メリーランド剥離鉗子で下腸間膜動脈をすくい，クリップをかけるのに十分なスペースを確保した後，口側・肛門側にクリップをかけ（**図5**），その間を超音波凝固切開装置で切離する。

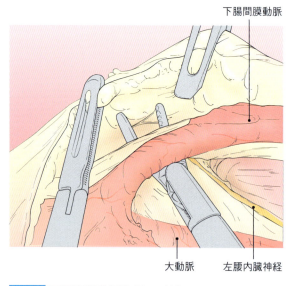
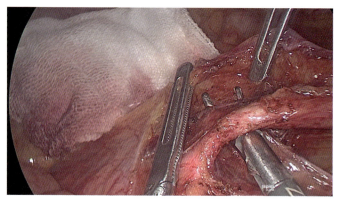

図4 下腸間膜動脈腹側の剥離

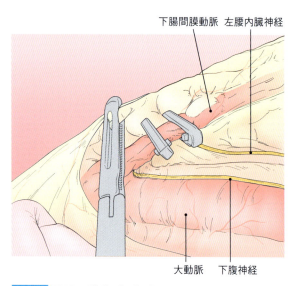
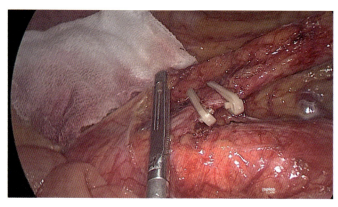

図5 下腸間膜動脈の切離

7 下腸間膜静脈の露出，切離

- 下腸間膜動脈を切離したレベルで左腰内臓神経の結腸枝を切離して（図6），間膜を剥離していくと，下腸間膜静脈，左結腸動脈を認識することができる（図7）。
- 通常，下腸間膜静脈と左結腸動脈は伴走していることが多いため，可能であればそれぞれを分けてクリッピング切離するが，一緒にクリッピングすることもある。

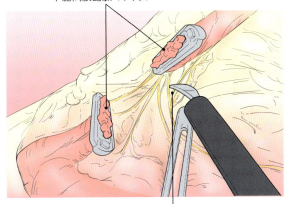

図6 左腰内臓神経結腸枝の切離

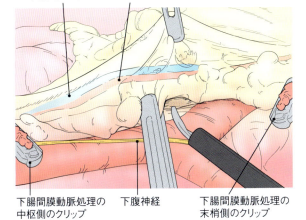
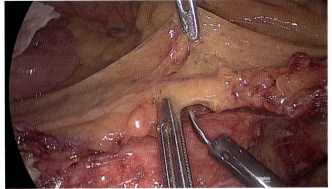

図7 下腸間膜静脈の露出

結腸癌の手術

8 S状結腸間膜背側の剥離
- 助手は左手で下腸間膜動脈切離断端を，右手で間膜切離端を把持し，腹側に展開する。
- 左尿管を背側に落とす層で，性腺動静脈も認識し，背側に落とす層で剥離する。

9 S状結腸・下行結腸の外側剥離
- 術者は左手でS状結腸の脂肪を持ち，結腸を内側腹側に（ページをめくるように）牽引しながら，white lineに沿って腹膜を切開する（図8）。
- 頭側，尾側へ切開していき，内側アプローチの層と連続させる。

> **手術の注意点**　この際，後腹膜側に切り込んでしまうと，左尿管や左総腸骨動脈などが存在するため，左手で浮き上がらせるようにすることがコツである。

10 直腸S状部の間膜の剥離
- 左右下腹神経の分岐を認識し，その間で下腹神経前筋膜を切開し，いわゆるB層に入ることが多い（図9）。

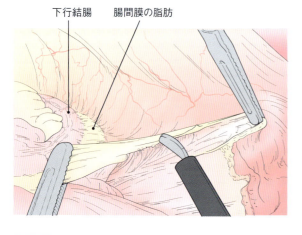 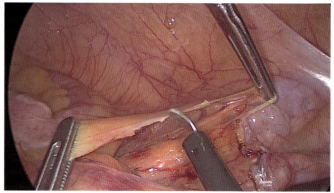

図8 S状結腸・下行結腸の外側剥離

11 結腸間膜の肛門側切離ラインの設定，上直腸動静脈の処理

- 点墨などで腫瘍の位置を確認し，十分なマージンを取って，肛門側切離ラインを設定する。
- 助手は右手で切離予定部近傍の脂肪を，左手で腸間膜を把持しマタドールして展開し，直腸間膜右側から腸管を露出するように間膜切離していく（図10）。
- 両側の上直腸動静脈を認識し，超音波凝固切開装置を用いて切離する。

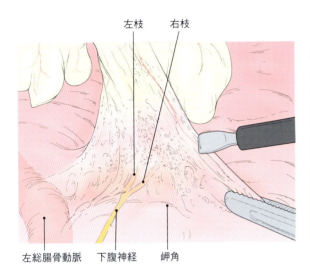
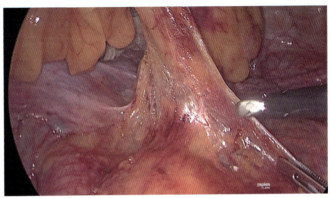

図9 直腸S状部の間膜の剥離

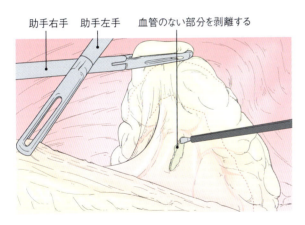
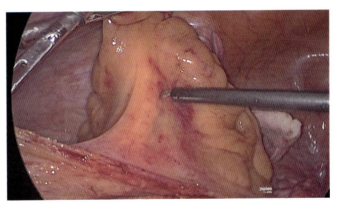

図10 結腸間膜の肛門側切離ラインの設定

結腸癌の手術

12 肛門側腸管の切離

- 腸管クリップをかけて，肛門からイソジン®入り生食（約2l）で直腸内を洗浄した後，腸管クリップの肛門側で，自動縫合器を用いて腸管切離する（図11）。
- 肛門側断端の出血やステープルの形成具合を確認しておく。

13 小開腹，体外操作による口側腸間膜処理，口側腸管切離

- 口側断端を腸鉗子で把持しておき，一旦気腹中断する。
- 臍の創を延長し小開腹する。wound retractorをかけ，先ほど把持した口側断端をアリス鉗子で把持し，体外に引き出す。
- 口側切離ラインを設定し，腸間膜を処理する。
- 術者や助手全員でdemarcation lineを確認し，口側腸管の切離ラインを最終決定する。
- 腸管切離後，アンビルヘッドを挿入し，腹腔内へ戻しておく。すぐに，摘出標本の切離断端や，剥離断端が問題ないことを確認する。

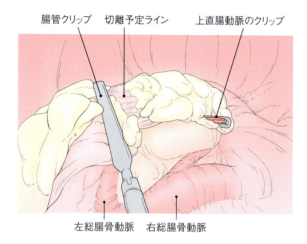
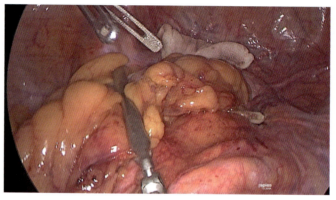
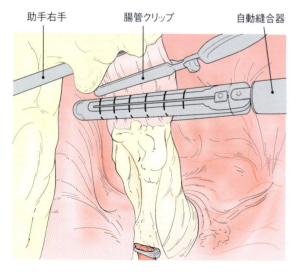
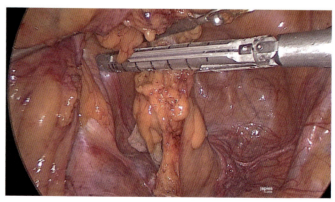

図11 肛門側腸管の切離

14 吻合

- 肛門から自動吻合器を挿入する。可能であればステープルラインの背側に槍を出し，口側のアンビルヘッドとドッキングする。
- 厚みを感じながらゆっくり噛んでいき，DST (double stapling technique) 吻合を行う。その際，必ずringを取り出して，口側肛門側ともに全層全周に打ち抜かれていることを確認する。
- dog ear部，交点は吸収糸で補強するようにしている。

15 閉創

- 右下腹部12mmポートのみ，エンドクローズ™を用いて糸をかけ，腹壁を補強している。
- 各ポートを抜去し，出血などないことを確認した後，気腹終了する。
- 臍の創は腹膜筋鞘を結節縫合で閉じた後，すべての創を生食で洗浄し，腹膜前腔に局所麻酔する。
- 皮膚は4-0吸収糸を用いて，結節埋没縫合で閉創する。

術後チェック

- 第1，3，5，7病日に採血，胸腹部X線のチェックをする。
- がん研有明病院のクリニカルパスでは，経口摂取は第1病日よりジュース，第2病日より五分粥摂取を開始し，第4病日には全粥に食上げする。問題なければ一週間程度で退院可能となる。

III. 直腸癌の手術

1. 低位前方切除
2. 括約筋切除術
3. diverting ileostomyの造設・閉鎖
4. 腹会陰式直腸切断術
5. 側方リンパ節郭清
6. 腹腔鏡下骨盤内臓全摘

直腸癌の手術

1 低位前方切除

がん研有明病院消化器センター大腸外科　小西　毅

適　応

- double stapler technique（DST）再建による肛門温存手術の条件として，①腫瘍下縁が肛門管よりも口側に位置する，②肛門挙筋への浸潤がない，③術前の肛門機能およびADLが十分に保たれている，④DSTによる切離で十分なdistal marginが保たれる，ことが必須条件となる。
- 術前画像（特にMRI）の読み込みを十分に行い，腫瘍浸潤範囲が直腸間膜全切除（TME；total mesorectal excision）の剥離ラインに接しておらず，十分なcircumferential resection margin（CRM）がとれることを確認する。
- 腹腔鏡手術に関しては，海外の複数の臨床試験で長期成績も含めた安全性が証明されつつあり[1,2]，わが国でも，進行癌も含めて適応を拡大する施設が多いが，わが国のガイドラインでは，いまだ安全性が確立されていない研究的治療として扱われている。施設，術者の技量に合わせて適応を決定すべきである。
- がん研有明病院では，当初は6cmを超える大きな腫瘍や周囲浸潤を伴う腫瘍は腹腔鏡手術の適応外としていたが，技術の進歩に伴い，現在では特に適応制限を設けず，全例に腹腔鏡手術を行っている。
- 腫瘍下縁が腹膜翻転部以下に位置するT3以深の下部進行直腸癌に対しては，局所再発制御を目的として，がん研有明病院では術前化学放射線療法の適応としている[3]。

術前チェック

- 胸腹部CTによる遠隔転移を評価する。
- 骨盤MRIは必須である。腫瘍深達度，浸潤範囲の正確な診断に加え，直腸間膜リンパ節，側方リンパ節の腫大を評価する。
- 術前直腸診では，肛門括約筋の上縁と腫瘍下縁の位置関係を把握する。また，腫瘍の局在と可動性から，周囲臓器浸潤がないことを確認する。また，患者に括約筋を締めさせて，肛門括約筋機能を把握する。
- 術前内視鏡で肉眼型Type 3，4の浸潤型や，生検組織で分化度の低い癌を認める場合は，肉眼所見よりも遠位まで癌の浸潤が及んでいる可能性があり，肛門温存は避けるべきである。

手術手順（腹腔鏡下低位前方切除）

1. 体位，レイアウト
2. トロッカー挿入
3. 内側アプローチによる後腹膜剥離，下腸間膜動脈処理，S状結腸間膜の剥離授動
4. 直腸後腔の解放と剥離
5. 骨盤神経叢の確認剥離
6. 前壁の剥離
7. 精嚢の確認からneurovascular bundleの確認と剥離
8. 左右肛門挙筋の露出
9. 直腸尾骨筋の切離
10. tumor specific mesorectal exisionでの直腸間膜処理
11. 腸管クリップ装着と腸管洗浄
12. 直腸切離
13. 小開腹，体外操作による口側断端の切離とアンビル装着
14. 再気腹とDST吻合
15. ドレーン挿入

手術手技

1 体位，レイアウト

- 全身麻酔下にレビテーターを使用した砕石位をとる（図1）。
- レビテーターによる下腿の圧迫は腓骨神経麻痺につながるため，下腿全体が加重されるように設置する。また，間欠的下肢マッサージ装置を装着し，深部静脈血栓症の発生を予防する。

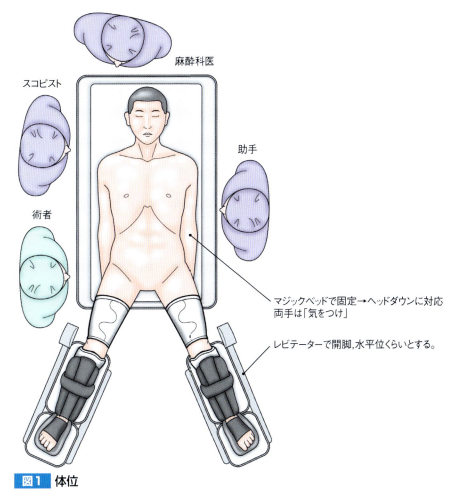

図1 体位

直腸癌の手術

- 下肢のセッティングは，鉗子操作の邪魔にならないよう，股関節を軽度内転させ，大腿が水平になるようにセッティングする。
- 括約筋間切除（ISR；intersphincteric resection）になる可能性がある場合は，肛門操作に備えて手術台尾側ぎりぎりに臀部がくるように設置する。
- マジックベッドと固定器具を用いて固定後，手術前に十分な頭低位を行って，体がずり落ちないことを確認する。また，脾彎曲授動を要する可能性がある場合は右低位も可能なよう，右側へ固定器具を設置する。
- さらに，全身麻酔下に直腸診により腫瘍と肛門管の位置関係を十分に把握する。DSTの吻合器挿入に備えて，この時点で肛門を十分に拡張しておく。

手術の注意点	● 両上肢を外転させた状態で頭低位とし肩で固定すると，腕神経叢麻痺の原因となる。がん研有明病院では両上肢とも体に密着させた体位をとっている。 ● 強い頭低位が必要なのは下腸間膜動脈根部処理までである。骨盤操作に入ってからは，骨盤から小腸が排除されている程度の軽い頭低位で十分であり，長時間の過度な頭低位は避けるべきである。

2 トロッカー挿入

- 左右2カ所ずつ＋カメラポートの5点法で行っている（図2）。
- 右下のポートは，切離の際にステープラーを挿入するため12mmを使用する。

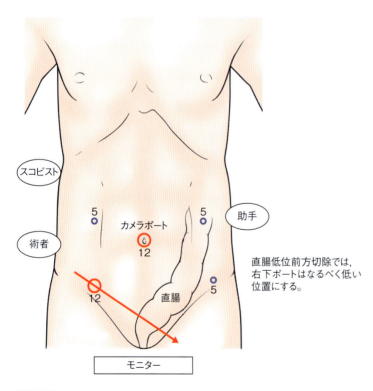

図2 ポート位置とサイズ

| 手術の
ポイント | 右下腹部の12mmポートから低い位置で直腸切離を行うため，下腹壁動脈の損傷に注意しつつ，なるべく尾側に挿入するのが後の切離を楽にするポイントである。 |

3 内側アプローチによる後腹膜剥離，下腸間膜動脈処理，S状結腸間膜の剥離授動

- S状結腸切除術と同じであるため，同項（p.57〜）を参照されたい。
- 筆者は，Rs，Ra直腸癌では下腸間膜動脈を根部で処理しているが，Rb直腸癌では断端血流確保を目的として，左結腸動脈を温存している。

| 手術の
注意点 | 下腸間膜動脈根部処理を行った症例では，左結腸動脈処理に際して外側へ切開が寄りすぎると，辺縁動脈の血流が損傷されS状結腸全体が虚血となってしまうため，下腸間膜動脈本幹に沿ったラインをとるように心がける（図3）。
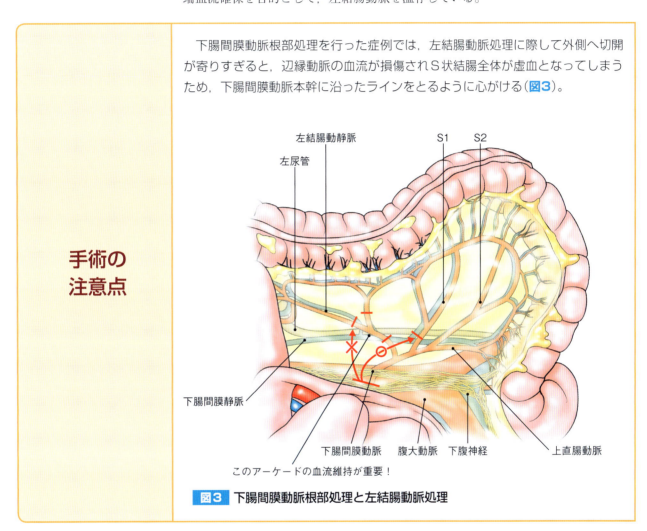
図3 下腸間膜動脈根部処理と左結腸動脈処理 |

手術のポイント

直腸間膜周囲の剥離面の理解（後方，側方）（図4）

　腫瘍およびリンパ節が含まれる直腸間膜は，直腸固有筋膜で包まれた筒状の構造物である。

　一方，骨盤壁側に存在し連続する神経組織である左右下腹神経から骨盤神経叢およびneurovascular bundleは，一連の結合織（下腹神経前筋膜）に包まれる同じ面として剥離温存することが可能である。これを損傷すると排尿機能，性機能に障害を起こしうる。

・下腹神経前筋膜の外側には，疎な結合組織であるB層が存在する。
・直腸癌手術の大原則であるTMEとは，直腸固有筋膜に包まれた直腸間膜および直腸を破らずにパッケージとして摘出することである。

　従って，TMEの剥離ラインとしては，直腸固有筋膜に沿い，かつ下腹神経前筋膜は温存側へ残す層（A層）で十分可能であるが，筆者は後方では剥離容易なB層で剥離し，側方および前方では神経温存のためにA層へ剥離面を戻して剥離している。

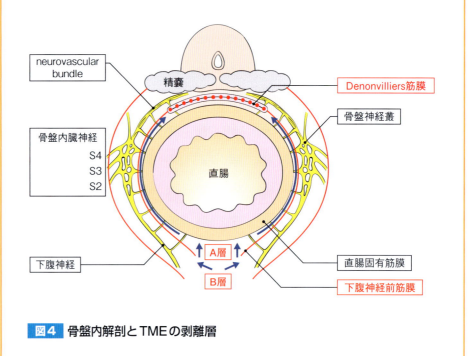

図4 骨盤内解剖とTMEの剥離層

4 直腸後腔の解放と剥離

- 助手は左手鉗子でRs近辺のIMA pedicleを背側から把持し，垂直に牽引して視野を展開する。S状結腸がたれ込むようであれば，助手の右手の腸鉗子でたれ込みを防ぐ。
- 内側アプローチにおける剥離面を尾側へたどり，大動脈分岐部の2～3cm末梢で分岐する左右下腹神経を確認する。
- 左右下腹神経の間で下腹神経前筋膜を切開すると，より疎な結合織からなる下腹神経前筋膜背側の直腸後腔（B層）に入る（図5）。
- B層は無血管野であり，左手鉗子で直腸を腹頭側へ押し上げて緊張をかけると非常に幅のある結合組織である。直腸間膜側へ寄らないよう，しかし仙骨静脈叢にも近寄らないよう，常に展開された結合織の中央を切開しつつ，仙骨前面を尾側へ剥離していく。

1 低位前方切除

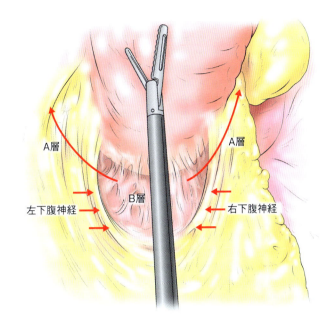

図5 下腹神経前筋膜背側の直腸後腔（B層）

手術のコツ

直腸周囲の剥離では，鋭的切開が原則であり，鈍的剥離は禁忌である．鈍的剥離を行うと，層を見失い，直腸固有筋膜側へずれて不完全なTMEになったり，外側へずれて神経損傷を起こす元となる．

また，直腸間膜は筒状の構造であるため，この丸みを意識した「smiling line」に沿って鋭的切開を行う（図6）．

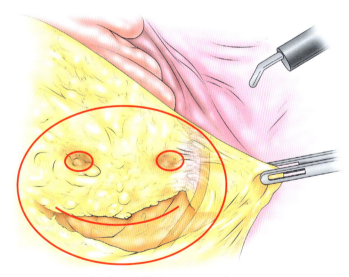

B層剥離は直腸間膜の丸みを意識したsmiling lineで．

図6 smiling line

直腸癌の手術

> **手術の注意点**
>
> 　骨盤内ではスコピストが傾いてカメラを保持していると，正中を誤認することがある．このため，骨盤内，特にB層へ入る前に必ず，カメラマンに遠景視野をとらせて，正中が12時の方向となっていることを術者の責任として確認すべきである．
>
> 　また，仙骨前面の剥離を行う際には，なるべく正中から右側の剥離を中心に行う．この視野展開で直腸左側へ剥離を進めると，不用意に左下腹神経や左骨盤内臓神経S3，4枝を損傷しやすい．

5 骨盤神経叢の確認剥離

- 直腸背側はB層で剥離を行うが，側方は下腹神経前筋膜の直腸側（A層）へ剥離ラインを戻す．
- 助手と術者の鉗子でカウンタートラクションをかけ，剥離面を明瞭にしてから，鋭的に直腸間膜の丸みに沿って切離する（図7）．

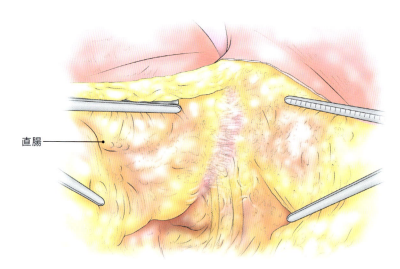

助手の「テコ抜き」動作と術者，助手のハの字展開によるカウンタートラクションで剥離層を明確化．

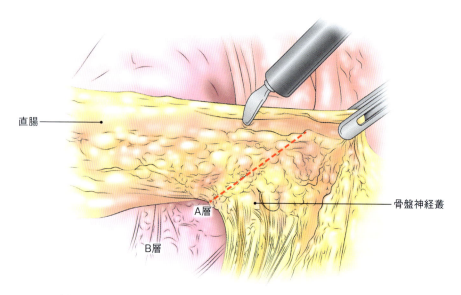

側壁で神経温存のためB層からA層へ戻る．

図7 骨盤神経叢の確認剥離

手術のコツ

直腸側方の展開と剥離は，助手によるカウンタートラクション（図8）

　直腸右側の剥離では，助手が左手の腸鉗子でS状結腸右側の脂肪垂を把持し，ポートを支点とした「テコの動き」でS状結腸を左頭側へ引き抜いて牽引する。さらに助手の右手腸鉗子は直腸間膜に八の字に開いてあてがい，頭側左側に引き抜くようにテンションをかける。術者は左手の腸鉗子で右骨盤神経叢を外側に展開し，緊張をかける。この共調運動により，剥離面が明瞭化する。

　直腸左側の展開と剥離は，術者と助手の役割が交代する。助手が左手の腸鉗子でS状結腸左側の脂肪垂を把持し，先ほどと同様の「テコ抜き操作」でS状結腸を右頭側へ牽引し，右手の腸鉗子を左骨盤神経叢に八の字にあてがい，左側頭側へテンションをかける。術者は左手の腸鉗子を八の字に開いて直腸間膜左側にあてがい，右側頭側へ引き抜くように牽引し緊張をかける。

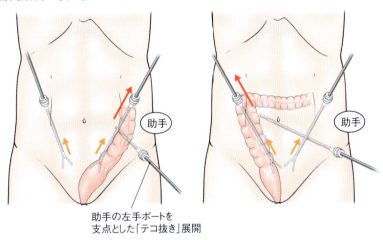

図8 側壁展開のコツ：直腸の頭側への引き抜き（テコ抜き）

手術のコツ

膀胱（子宮）の吊り上げによる直腸前方の視野展開

　経腹壁的に刺入した直針付き1-0ナイロンを膀胱（子宮）に刺入し，腹側へ吊り上げて直腸前方の視野を展開すると，良好な視野が展開される。早い段階でこの操作を行っておくのがコツである（図9）。

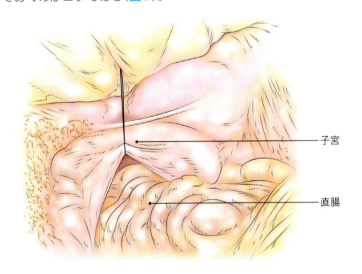

図9 膀胱（子宮）のつり上げによる前方視野の確保

手術のポイント

直腸前方の剥離層の理解

　直腸前方に位置するDennonvilier筋膜は，直腸固有筋膜の前方に位置する疎性結合織であり，腹膜翻転部のやや尾側から明瞭化して，前立腺中部に付着する（図10）。

　Dennonvilier筋膜は，精嚢（腟）被膜と連続し，尾側ではneurovascular bundleを包む結合織と連続していると考えると理解しやすい。

　直腸前方の剥離は，精嚢（腟）被膜からDenonvilliers筋膜を温存する背側の剥離層（図10A）と，精嚢（腟）被膜からDenonvilliers筋膜を切除する腹側の剥離層（図10B）がある。

　ただし，腹側（図10B）の剥離を尾側へ行うと前立腺へ突き当たるため，ここでDenonvilliers筋膜を切開し，その背側へ剥離層を移行する必要がある。Denonvilliers筋膜背側へ移行しないと，同じ結合織内に含まれるneurovascular bundleを損傷し，出血や機能障害の原因となる。

　前者のDenonvilliers筋膜背側の剥離（図10A）はneurovascular bundleや精嚢（腟）を覆う結合織内の細かい静脈叢をDenonvilliers筋膜に包んだまま剥離を行えるため，出血や神経損傷を起こしにくい。このため，前壁の進行癌以外では推奨される。一方，前壁の進行癌では直腸周囲切除断端（CRM；circumferential resection margin）の十分な確保のため，後者のDenonvilliers筋膜腹側剥離を行う。

　女性の場合はDenonvilliers筋膜が男性ほどはっきりしないことも多いが，この層を意識した剥離を行うことは重要である。

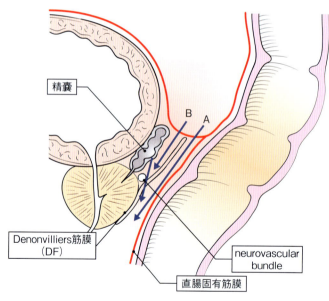

A：DF温存＝精嚢～neurovascular bundle被膜を温存
B：DF切除＝精嚢～neurovascular bundleが露出

図10 直腸前方の剥離層

6 前壁の剥離

- 助手に精嚢(腟)を両手鉗子で展開させ，術者は直腸側にカウンタートラクションをかけて剥離を進める。
- Denonvilliers筋膜腹側で剥離した場合は，前立腺付着部でDenonvilliers筋膜を切開し，その背側のavascularな層で，さらに剥離を進める(図11, 12)。

> **手術の注意点**　助手にS状結腸を頭側へ引き抜かせる「てこ抜き」の展開法は，前壁剥離では有効ではない。前壁剥離ではS状結腸のたれ込みは問題となりにくいので，あくまで前壁側を押さえさせた方が有効な展開が可能である。

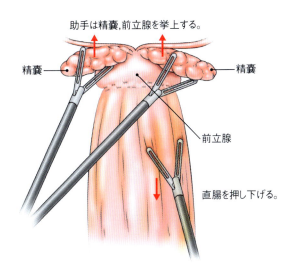

図11 前壁展開のコツ：直腸は引き抜かず押し下げる

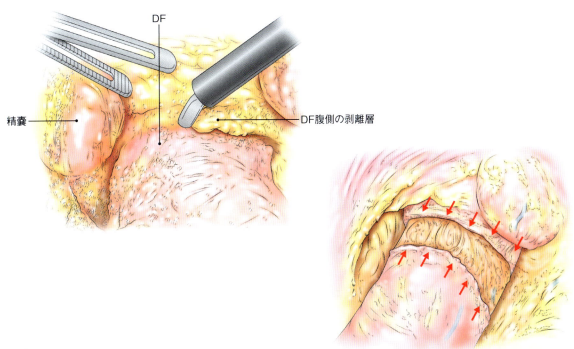

図12 Dennonvilliers筋膜(DF)切開と，腹側から背側への剥離面移行

7 精嚢の確認からneurovascular bundleの確認と剥離

- 側方剥離から連続して側前方へ剥離を進め，精嚢を確認し，精嚢背側で骨盤神経叢から連続して走行するneurovascular bundleを確認する。
- neurovascular bundleは神経束としては見えず，通常は結合織に覆われた構造物として視認される。このneurovascular bundle内側縁と直腸間膜との間を正確に切離していく（図13）。

> **手術のコツ**
>
> **neurovascular bundleの剥離**
>　先に，直腸背側で肛門挙筋を露出し，十分に尾側への剥離を進めておくことで，neurovascular bundleの輪郭がより立体的に視認しやすくなり，損傷しないよう切離することが可能となる。

8 左右肛門挙筋の露出

- 直腸後方の剥離を進めると，骨盤神経叢のS4を超えたあたりで，肛門挙筋を覆う結合織（endopelvic fascia）に到達する。これを切除側へつけ，肛門挙筋を覆う肛門挙筋筋膜に沿って，左右対称な剥離面となるよう意識しながら，尾側へ剥離を進める（図14）。

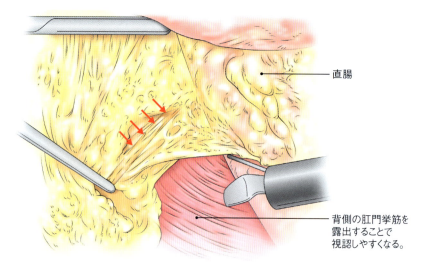

矢印：左neurovascular bundle
図13 neurovascular bundleの剥離

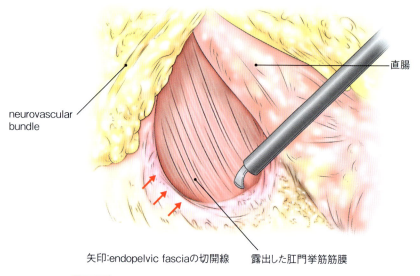

矢印：endopelvic fasciaの切開線　　露出した肛門挙筋筋膜
図14 endopelvic fasciaの切開と肛門挙筋の露出

手術の コツ	切離ラインよりも十分に肛門側まで直腸周囲を剥離しておくことで，腸間膜と後の切離吻合が容易になる。

9 直腸尾骨筋の切離

- 下部直腸癌に対するTMEでは，直腸尾骨筋を切離して十分な直腸授動を行うことが切離吻合に有効であることが多い。
- 肛門挙筋表面の剥離を肛門側へ進め，直腸の側方で白い靱帯様の恥骨尾骨筋と，直腸側壁の境界を確認し，この間を剥離しながら後方へ向かう。
- これを左右で行い，直腸壁の輪郭を立体的に視認してから，最後に後方に残った直腸尾骨筋を電気メスまたは超音波凝固切開装置で切離する（図15）。

手術の 注意点	直腸尾骨筋は直腸縦走筋と連続した構造であるため，左右で直腸壁を確認してから最後に切離しないと，直腸後壁損傷の原因となる。

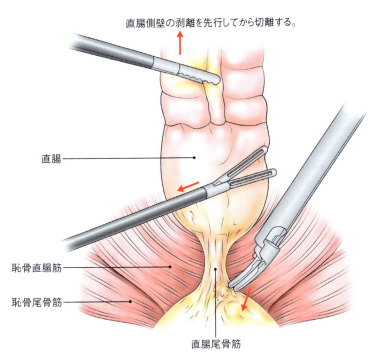

図15 直腸尾骨筋の切離

10 tumor specific mesorectal exision での直腸間膜処理

- 直腸周囲剥離が十分に終了したところで，必要であれば直腸間膜処理を行う。
- 具体的には，肛門縁5cm程度までの吻合であれば間膜処理は必要ないが，6cmよりも高位の吻合では，間膜処理を行った方が無難である。
- 助手が上直腸動脈pedicleを把持して直腸を垂直に牽引し，直腸筋層を熱損傷しないように注意しながら，超音波切開装置で間膜処理を水平に進めていく（図16）。

> **手術の注意点**　直腸間膜は剥きすぎないことが筋層損傷の予防に重要であり，直腸筋層の表面に脂肪組織が少し残っている程度の処理で十分である。

> **手術のコツ**　右下のポートから挿入したデバイスで切離を行うため，直腸左側では遠位へずれやすい。これに留意しつつ，ジグザグな切離を細かく繰り返して，直腸壁に対して垂直な間膜切離を保つ。

11 腸管クリップ装着と腸管洗浄

- 助手がてこ抜きの操作で直腸からS状結腸を直線化し，術者は腫瘍肛門側を腸管クリップで遮断し，イソジン®生食2lで腸管内を洗浄する（図17）。

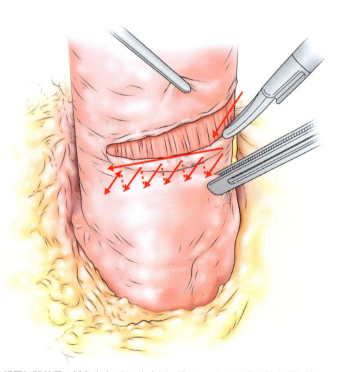

超音波凝固切開装置の挿入方向と切る方向が一致しないため，ジグザグな切離を繰り返して腸管に垂直な切離線を保つ。

図16 LARにおける間膜処理

12 直腸切離

- てこ抜きの要領で直腸からS状結腸を直線化し，術者は腸管クリップに沿ってステープラーを挿入する。ステープラーが余分な組織を挟み込まないよう，背側，腹側から十分に確認する。
- 1回で切離不能のときは，2回目の切離を行う（図18A）。

> **手術のコツ**
> - 腸管に垂直な切離を行うために，適宜ステープラーを最小限の範囲で屈曲させて使用する。また，十分な直腸周囲剥離を行うことが安全な切離に重要である。
> - 助手がてこ抜きに使用していない右手鉗子で，直腸を左側からカートリッジ内に押し込み介助する（図18B）。この協調操作により，ほとんどの場合2発以内で切離可能である。

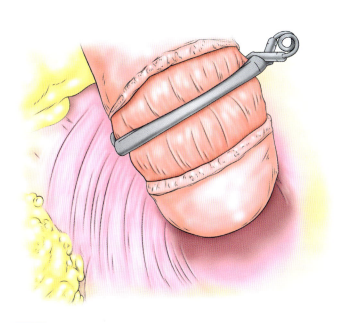

図17 腸管クリップ

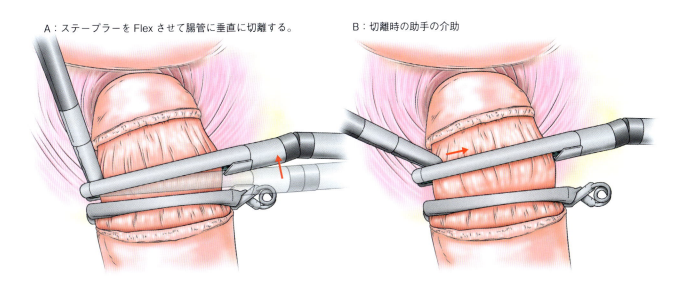

A：ステープラーを Flex させて腸管に垂直に切離する。　　B：切離時の助手の介助

図18 直腸切離

手術のコツ

直腸剥離をどこまで行うか

直腸切離の際に可動性が高くなるよう，十分すぎるほど遠位まで剥離するほうが安全な切離吻合操作が可能となる。特に，切離の際にステープラーが最も遠位に位置する直腸左後方を十分に剥離しておくことで，後の切離，吻合が安全，容易となる（図19）。

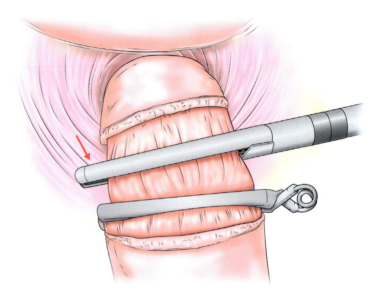

直腸左背側が最もステープラーの先端が深く入るため，十分にこの部位を遠位まで剥離する必要がある。

図19 直腸剥離をどこまで行うか

13 小開腹，体外操作による口側断端の切離とアンビル装着

- 臍のポート創をそのまま縦に延長し小開腹，wound retractorを装着し，ここに清潔な覆布をはめこむ。不潔操作はすべてこの覆布上で行う。
- 腸管を創外へ脱転し，腸間膜を処理，口側腸管を切離して標本を摘出する（図20）。
- サーキュラーステープラーのアンビルを挿入し縫縮する。

手術の注意点

腸間膜処理は直動脈を意識して断端血流が損なわれないよう細心の注意を払う。また，切離時に腸管から出血が良好なこと，粘膜の血色が良好なことを確認する。

14 再気腹とDST吻合

- wound retractorにサイズ5.5の手袋を装着し，指を1ヵ所切ってカメラポートを挿入，気腹を再開する。

手術のポイント

この段階で，口側腸管が余裕を持って吻合部まで届くこと，ねじれがないことを確認する。

1 低位前方切除

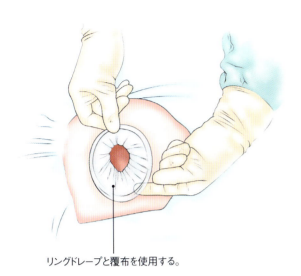
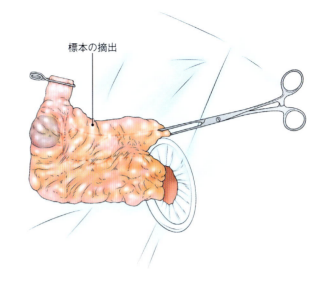

標本の摘出

リングドレープと覆布を使用する。

図20 腹腔鏡手術の開腹操作

- 肛門から吻合器本体を挿入し，ステープル近くに吻合器ロッド先端が出るよう誘導して打ち抜く。直腸切離を2発で行った場合，なるべくステープルの重なり部分を打ち抜くようにする（図21）。
- 術者は腸管のねじれがないことを確認し，アンビルを吻合器ロッドへはめこむ。
- ゆっくりと吻合器を締め込み，ファイヤーする。もし吻合部に緊張が強いようであれば，ためらわず脾曲を授動する。

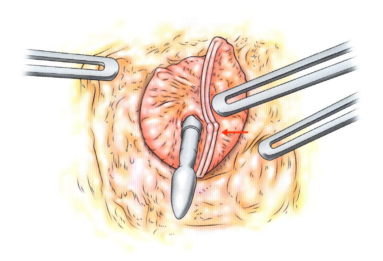

矢印：ステープルの重なり

図21 ステープルの重なり付近を打ち抜く

手術のコツ

- がん研有明病院では，口側吻合結腸を反時計周りに回転させて，腸間膜断端が腹側へ来るように再建している。これにより，腸間膜の緊張が吻合部にかかりにくくなり，また仙骨前面に再建結腸が密着するため死腔がなくなる（図22）。
- 吻合が超低位の場合，ローンスター開肛器を肛門縁にかけてから吻合器を挿入すると操作しやすい。

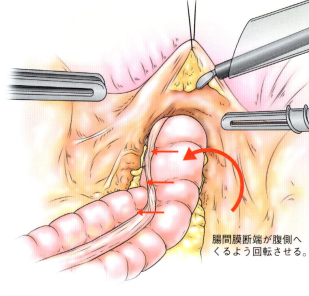

腸間膜断端が腹側へくるよう回転させる。

図22 テンションをかけない工夫

15 ドレーン挿入

- 腹膜翻転部以下の低位吻合では仙骨前面への腹腔ドレーンと経肛門的減圧ドレーンを留置している。
- 8号閉鎖式デュープルドレーンを左上ポートから腸管左側を通して仙骨前面に留置する（図23）。
- 経肛門減圧ドレーンは，短切した8号デュープルドレーンを肛門から挿入し，先端が吻合部口側にくるよう留置して，肛門周囲皮膚に固定する。

術後チェック

- 低位吻合症例では経肛門ドレーン，腹部ドレーンとも，術後5日目まで挿入しており，この期間はジュース摂取のみとしている。
- 5日目の血液データや臨床症状，ドレーン排液を確認し，問題なければ抜去，粥食開始としている。ただし，ストマ造設を行った場合は，手術翌日からジュース，2日目から粥食開始としている。

1 低位前方切除

仙骨前面ドレーン

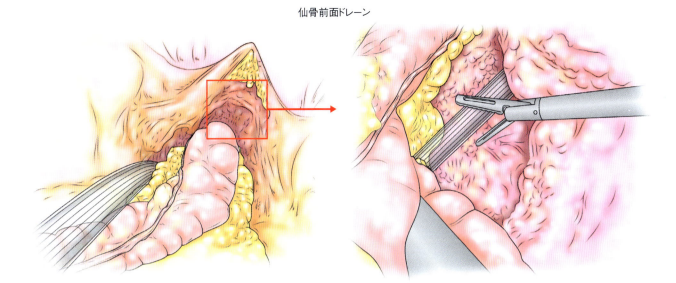

経肛門ドレーン

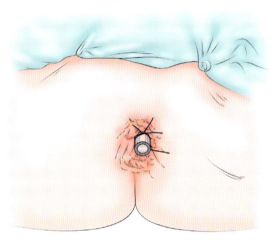

図23 ドレーン挿入

文献

1) Jeong SY, et al：Open versus laparoscopic surgery for mid-rectal or low-rectal cancer after neoadjuvant chemoradiotherapy (COREAN trial): survival outcomes of an open-label, non-inferiority, randomised controlled trial. Lancet Oncol 2014; 15: 767-774.
2) Bonjer HJ, et al：A randomized trial of laparoscopic versus open surgery for rectal cancer. N Engl J Med 2015; 372:1324-1332.
3) 小西 毅, ほか：当院の進行下部直腸癌に対する治療法の変遷と成績から見た術前化学放射線療法の有効性と課題に関する検討. 癌の臨床. 2013; 58(6): 389-95.

直腸癌の手術

2 括約筋間直腸切除術

がん研有明病院消化器センター大腸外科　藤本佳也，武田泰裕

適応

① 腫瘍下縁が肛門管にかかるSM癌
② 腫瘍下縁が肛門管にかからない進行癌

- 肛門管にかかる進行癌は原則として腹会陰式直腸切断術（APR；abdominoperineal resection）を選択→術前化学放射線療法（CRT；chemoradiotherapy）により腫瘍縮小を得られAW・EWが確保できれば，括約筋間直腸切除術（ISR；intersphincteric resection）を選択することもある。
- 下部直腸癌におけるISRの適応は腹腔側より適切な断端を確保し，安全に切離できない場合である。症例によっては最終的には術中判断を要する。
- がん研有明病院の適応としてpartial ISRを原則とし，subtotal ISRおよびtotal ISRを選択することもあるが，肛門機能の観点より外肛門括約筋切除（ESR；external sphincter resection）は行っていない。

術前チェック

- 術前に肛門機能低下の有無を問診や直腸診にて判断する。
- 直腸診と内視鏡，注腸，CT，MRIの画像所見より肛門管の長さを把握し，腫瘍の局在や深達度およびリンパ節転移の有無を詳細に評価する。
- 腸管と血管の走行を十分に把握し，授動範囲と血管処理について検討を行う。

手術手順

1. 上方リンパ節郭清，S状結腸から下行結腸の授動，結腸間膜処理およびTME操作（前項参照）
2. 腹腔側からの内外括約筋間剥離操作（左右側壁→後壁→前壁）
3. 肛門操作，粘膜の全周切開，腸管を閉鎖後，洗浄
4. 肛門側からの括約筋間の剥離操作
5. 直腸を肛門から引き抜き，腸管の切離
6. 経肛門吻合
7. diverting ileostomyの造設

手術手技

1 上方リンパ節郭清，S状結腸から下行結腸の授動，結腸間膜処理およびTME操作（前項参照）

- 経肛門分吻合の際に，腸管が十分に引き抜けるように，必要があれば脾彎曲授動まで行う。
- 腸間膜の処理では，助手が腸間膜をマタドール展開し，術者が下腸間膜動脈（または上直腸動脈）のpedicleをコントロールして行う。この際，腸管をできるだけ温存するため辺縁動脈を損傷しないように努める。

2 腹腔側からの内外括約筋間剥離操作（左右側後壁→後壁→側前壁→前壁）

■直腸側後壁
- 肛門挙筋を十分に露出し，恥骨直腸筋と直腸壁との境界が明瞭になった左右側後壁（4時・8時方向）から内外肛門括約筋間での剥離を開始する。
- 右側（左側）下壁：術者（助手）が挙筋を把持して外側へ，助手（術者）が腸管を引き上げるように牽引する（図1）。

■直腸後壁
- 後壁は尾骨直腸靱帯（hiatal ligament）を切離して内外括約筋間に入り，可能な範囲で剥離を進める（図2）。
- 後壁は直腸壁に迷入しやすいため，左右からの剥離を十分に進めてから行う。

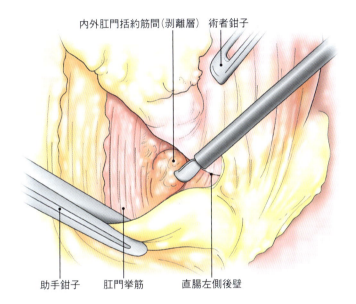
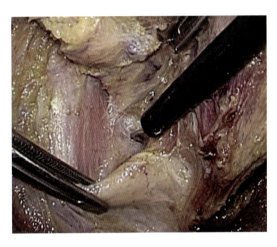

図1 腹腔内からの括約筋間剥離（左側後壁）

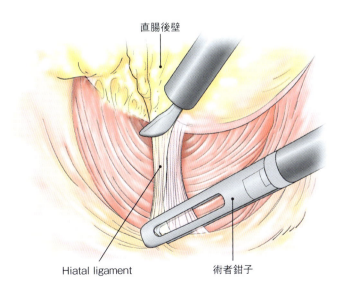
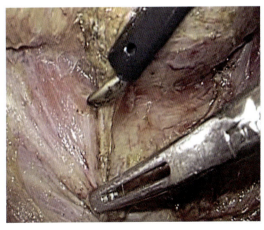

図2 腹腔内からの括約筋間剥離（後壁）

■ 直腸側前壁
- 側前壁ではTME操作の終着点であるNVB（neurovascular bundle）の剝離を行った背面に括約筋間を認める（図3）。
- 側後壁同様に術者・助手の牽引により剝離層の視野を確保して進める。

■ 直腸前壁
- 前壁は前立腺下縁（腟後壁）までの剝離とする。
- 側前壁からの剝離を十分に進めていき，左右から合わせるよう前壁剝離を行うことが無理なく剝離を進めるポイントである（図4）。
- 助手の2本の鉗子を用いて前壁を広く展開する。

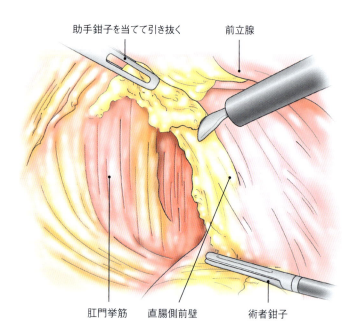 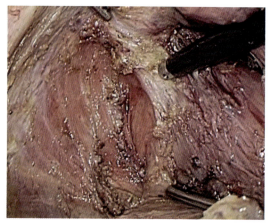

図3 腹腔内からの括約筋間剝離（左側前壁）

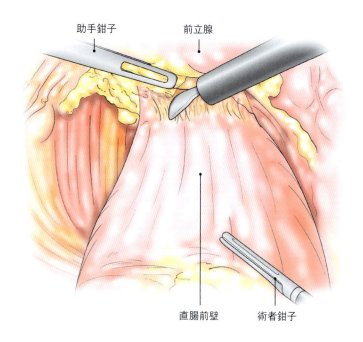 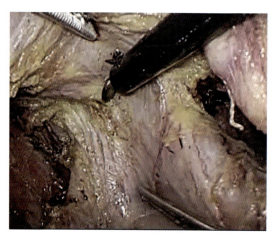

図4 前立腺と直腸前壁との剝離

3 肛門操作，粘膜の全周切開，腸管を閉鎖後，洗浄

- 肛門操作はローンスターリトラクター™を装着し，十分な視野を確保してから肛門側切離ラインの粘膜を全周で切開する（図5）。
- partial ISRでは歯状線上，腫瘍学的に安全な範囲でなるべく内肛門括約筋は温存するようにしている。
- 腸管を縫合閉鎖後（implantationの予防目的），イソジン®生食で洗浄する。

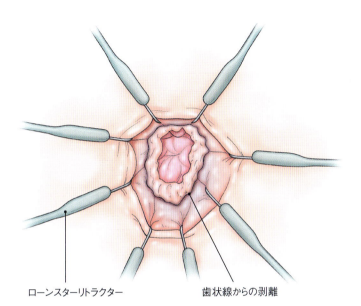
ローンスターリトラクター　　歯状線からの剥離

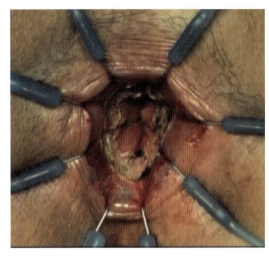

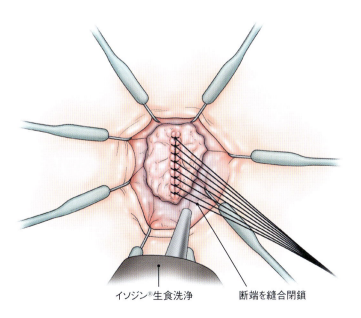
イソジン®生食洗浄　　断端を縫合閉鎖

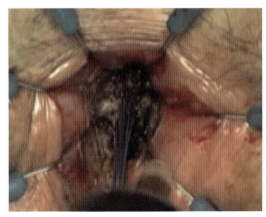

図5 ローンスターリトラクター™装着，粘膜の全周切開

直腸癌の手術

4 肛門側からの括約筋間の剥離操作

- 括約筋間の認識が容易な後壁から粘膜切開ラインを垂直に，外肛門括約筋の輪状線維がみえるまで内肛門括約筋を切離する（図6）。
- 外肛門括約筋を電気メスの筋収縮を確認しながら括約筋間剥離を進め，腹腔内と連続させる。

> **手術のポイント**　腹腔鏡を併用し，必要があれば腹腔側から鉗子を用いて括約筋間を誘導すると間違いのない操作となる。

〈肛門側〉

患者左側

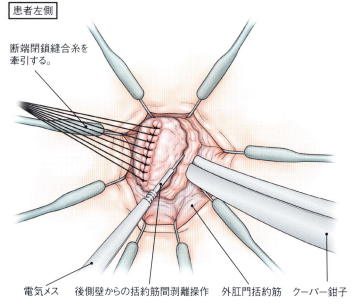
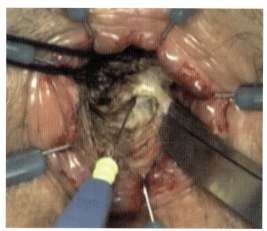

断端閉鎖縫合糸を牽引する。

電気メス　後側壁からの括約筋間剥離操作　外肛門括約筋　クーパー鉗子

患者右側

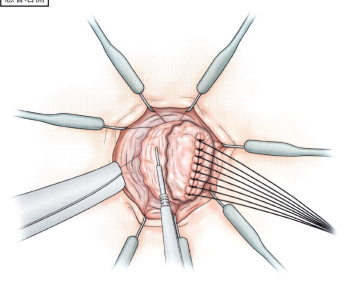
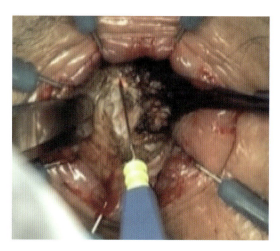

図6　肛門側からの括約筋間剥離
内肛門括約筋は斜めに切り込みやすいため，粘膜切離ラインより垂直に輪状線維（外肛門括約筋）がみえるまで内肛門括約筋を切離することが重要である。

- 後壁を起点に左右側壁から前壁に向かって剥離ラインを広げていく。
- 前壁剥離は難しいことが多いので最後とし(視野確保が難しいが,できるだけ腹腔鏡を併用する(図7)),肛門側から前壁の直腸尿道筋と直腸壁の境界を確認して切離を行う。

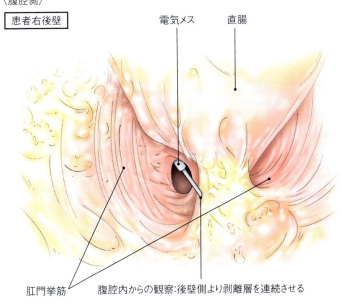
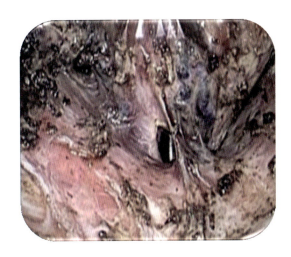

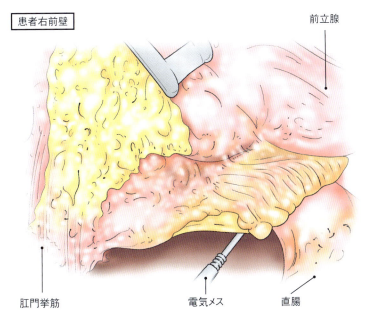
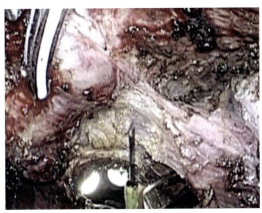

図7 腹腔鏡を併用して括約筋間剥離を進める

5 直腸を肛門から引き抜き，腸管の切離

● 直腸を肛門から引き抜き，辺縁動静脈を処理して腸管の血流を必ず確認してから腸管を切離する（図8）。

6 経肛門吻合

● 腸間膜が腹側となるように腸管を回転させる（腹腔内からも腸管のねじれを確認する）。

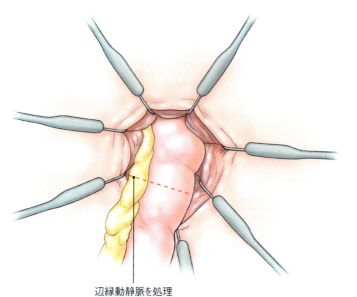

辺縁動静脈を処理

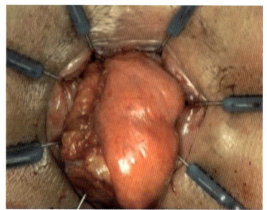

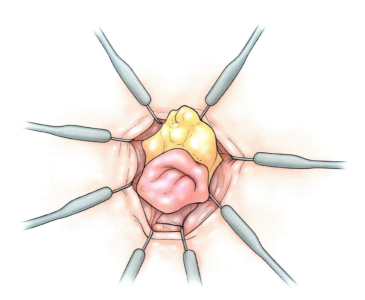

図8 直腸の引き抜き，腸管の切離

- 肛門管内で歯状線上の内括約筋を含めた全層と口側腸管の全層を緊張がかからないように，vertical mattressにて16～20針の手縫い吻合を行う（図9）。
- 吻合が終了したら減圧目的の経肛門ドレーンを留置する（図10）。

7 diverting ileostomyの造設

- 次項（p.96～）参照。

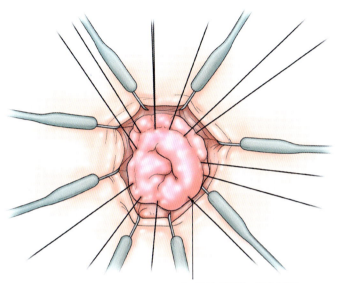
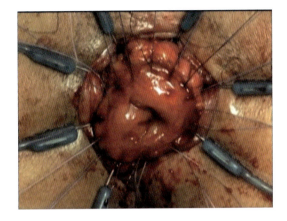

Vertical mattressで16～20針の手縫い吻合を行う

図9 経肛門吻合

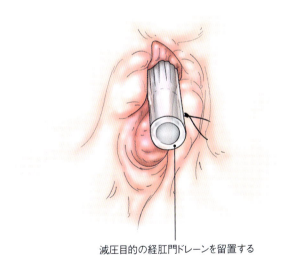
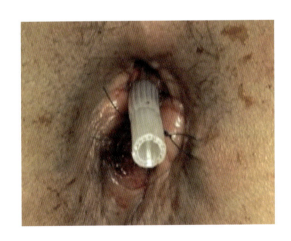

減圧目的の経肛門ドレーンを留置する

図10 ドレーン留置

文献

1) Schiessel R, et al: Intersphincteric resection for low rectal tumors. Br J Surg 1994; 81: 1376-8.
2) Fujimoto Y, et al: Safety and feasibility of laparoscopic intersphincteric resection for very low rectal cancer. J Gastrointest Surg 2010; 14: 645-50.

直腸癌の手術

3 diverting ileostomyの造設・閉鎖

がん研有明病院消化器センター大腸外科　武田泰裕, 藤本佳也

適 応

がん研有明病院では内肛門括約筋切除術（ISR）および超低位前方切除術（VLAR）症例は原則，diverting ileostomy造設を基本としている。

Ⅰ diverting ileostomyの造設

1. ストマ部位の決定
2. 皮膚と腹壁切開
3. 腸管の誘導・挙上
4. 腸管切開
5. ストマの形成

diverting ileostomy造設手技

1 ストマ部位の決定

● ストマ閉鎖時に機能的端々吻合することを考慮して，鏡視下に回腸末端より約25〜30 cm口側部位を腸鉗子で把持する（図1）。

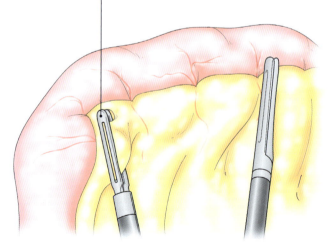
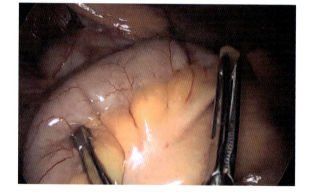

鏡視下に回腸末端より約25〜30 cm口側部位を腸鉗子で把持する。

図1　挙上腸管の確保

2 皮膚と腹壁切開

- 右下腹部のストマサイトマーキング部位に小円形の皮切を加え，層々に切開し腹腔内に到達する。
- 腹壁の貫通路は十字切開は行わずに2横指程度とし，鈍的剥離は行わずに電気メスで十分に止血しながら作成する。

3 腸管の誘導・挙上

- 腸間膜の捻れに留意して，口側腸管が頭側になるよう自然に挙上する。
- 腹腔内操作時に腸管が脱落せぬように細径のネラトンカテーテルを回腸ループに通しておく（図2）。

4 腸管切開

- 感染予防のため創閉鎖をすべて終了させてから，回腸の腸管軸に2/3周性の横切開を加える（図3）。

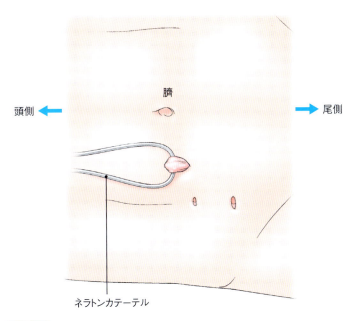

図2 腸管の挙上

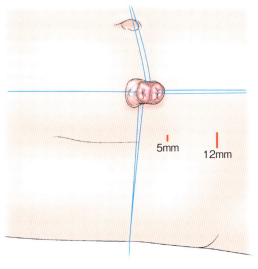

創閉鎖後に腸管切開する。

図3 腸管切開

5 ストマの形成

- 口側ストマが十分な高さとなるように，4-0吸収糸を8〜10針程度用いて腸管皮膚吻合を行う（図4）。

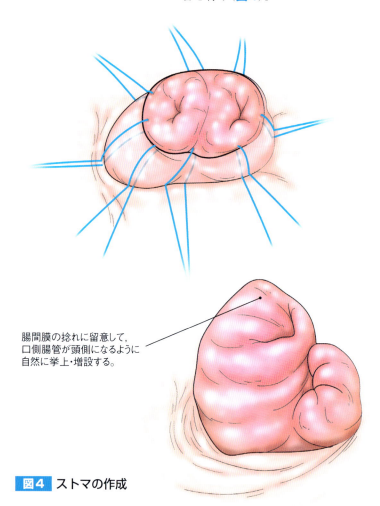
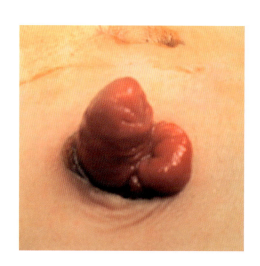

腸間膜の捻れに留意して，口側腸管が頭側になるように自然に挙上・増設する。

図4 ストマの作成

II diverting ileostomyの閉鎖：機能的端々吻合

初回手術より約3カ月後に行う（CRTなどの術前加療症例は3〜6カ月後に行う）。

1 ストマ周囲の剥離
2 腸間膜処理
3 3点固定による吻合準備と挿入口作成
4 縫合器の挿入・縫合
5 挿入口の閉鎖
6 縫合補強
7 ストマ創の閉鎖

diverting ileostomy閉鎖手技

1 ストマ周囲の剥離

- ストマ創に沿って皮切を置き，腸管・腸間膜を直視下に周囲組織と剥離し，ストマを十分に腹腔内から挙上する。

3 diverting ileostomyの造設・閉鎖

2 腸間膜処理
- 腸間膜処理は辺縁動脈処理部から腸管へ流入する直動脈の走行を意識して，残存腸管血流に留意して処理を行う（図5）。

3 3点固定による吻合準備と挿入口作成
- 腸間膜対側が吻合部となるように，腸間膜処理部より約2cm間隔で3点，腸間膜対側を漿膜筋層吻合で固定する。
- 両断端の糸はモスキートペアン鉗子で把持し，中央の糸は短く切る。
- 電気メスで支持糸近くの腸間膜対側腸管に小孔をあけ，バブコック鉗子で全層を把持する（図6）。

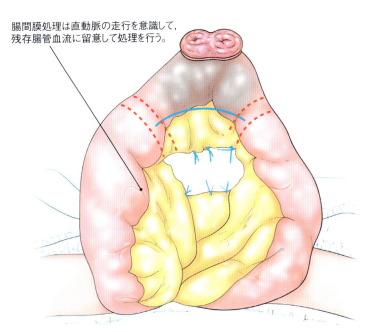
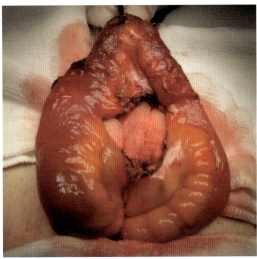

腸間膜処理は直動脈の走行を意識して，残存腸管血流に留意して処理を行う。

図5 腸間膜処理

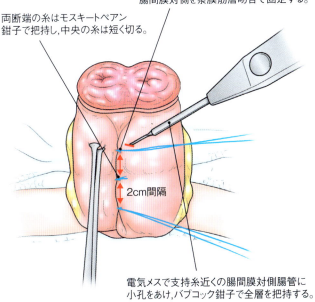
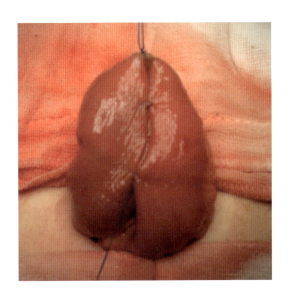

両断端の糸はモスキートペアン鉗子で把持し，中央の糸は短く切る。

腸間膜処理部より約2cm間隔で3点，腸間膜対側を漿膜筋層吻合で固定する。

2cm間隔

電気メスで支持糸近くの腸間膜対側腸管に小孔をあけ，バブコック鉗子で全層を把持する。

図6 吻合準備と挿入口作製

4 縫合器の挿入・縫合

- 自動縫合器(Linear cutter 55 mm white または GIA 60 mm camel)の挿入に際し、先端での腸管壁損傷に注意して腸管を垂直になるように立て、軸を合わせるようにして愛護的に挿入を行う。特に肥満や癒着により腸管が挙上不良な場合には特に注意を要する。
- 吻合ラインが確実に腸間膜対側となるように助手が腸管を把持し、縫合器をゆっくりと時間をかけて締め込んでから縫合する(図7)。
- 途中、腸管の落ち込みや腸間膜脂肪の挟み込みなどに注意する。また使用した縫合器はSSIの原因となるため直ちに破棄する。

5 挿入口の閉鎖

- 縫合線のステープラー同士が重ならないように挿入口をずらし、バブコック鉗子で3カ所を全層で把持する。
- 把持した方向と並行に挿入口の背側で縫合器をゆっくりと時間をかけて締め込んでから縫合閉鎖する(図8)。

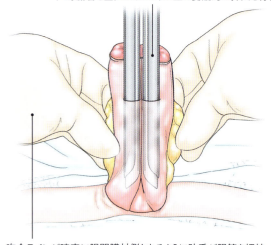
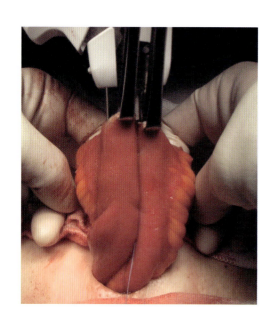

自動縫合器の挿入に際し、先端での腸管壁損傷に注意する。腸管を垂直になるように立て愛護的に挿入を行う。

吻合ラインが確実に腸間膜対側となるように助手が腸管を把持し、縫合器をゆっくりと時間をかけて締め込んでから縫合する。

図7 縫合器の挿入・縫合

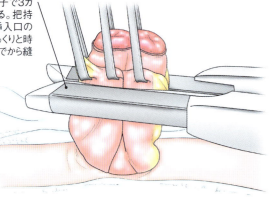
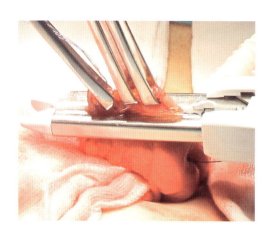

縫合線のステープラー同士が重ならないように挿入口をずらし、バブコック鉗子で3カ所を全層で把持する。把持した方向と平行に挿入口の背側で縫合器をゆっくりと時間をかけて締め込んでから縫合閉鎖する。

図8 挿入口の閉鎖

6 縫合補強

- 4-0吸収糸にて2発目の自動縫合器の両端，1発目と2発目の縫合線の交点（T字型のstaple on stapleの部位）2カ所，および吻合部の股を漿膜筋層縫合で補強して吻合を終了する。

7 ストマ創の閉鎖

- 腹膜・筋鞘を吸収糸にて結紮縫合し，皮下を高圧洗浄したうえで，皮膚縫合は環状縫合を行う。ストマ創の真皮を0吸収糸を用いて巾着状に連続縫合し，5～10mm程度のドレナージ孔を残すように縫縮して手術を終了する（図9）。

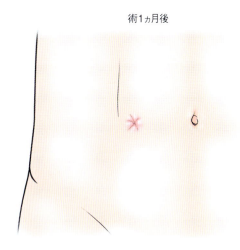
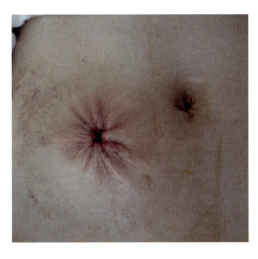
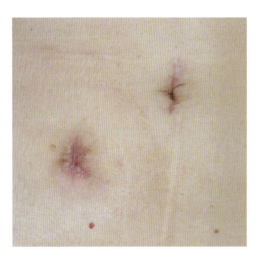

図9 ストマ閉鎖

直腸癌の手術

4 腹会陰式直腸切断術

がん研有明病院消化器センター大腸外科　三城弥範, 長山　聡

適応

大腸癌治療ガイドライン(2014年度版)では，下部直腸(Rb)癌において腫瘍下縁から2cm肛門側に切離ラインをとることが原則とされる。近年においては永久人工肛門を回避するために括約筋間直腸切断術が行われることが多くなったが，肛門側断端距離が確保できない進行下部直腸が本術式の適応となってくる。

術前チェック

- がん研有明病院では一般術前採血，腫瘍マーカー，呼吸機能検査，負荷心電図，造影腹部CT，下腹部MRI，胸部CT，腹部超音波検査，上下内視鏡検査をルーチンで行っている。腫瘍の局在，進達度，リンパ節転移の有無，遠隔転移の有無とともに，特にMRIにて腫瘍の進達度，周囲臓器，筋肉との関係，側方リンパ節の転移の有無を評価し，術式を決定している。

手術手順

1. 手術室の配置
2. ポート挿入と配置
3. 小腸の展開と内側アプローチ
4. 下腸間膜動脈/下腸間膜静脈の処理から内側アプローチの仕上げ
5. 外側剥離
6. 直腸後腔の剥離と神経の温存
7. 直腸左右の剥離と骨盤神経温存
8. 直腸前壁の剥離
9. 肛門挙筋切開
10. S状結腸の切離と人工肛門の形成
11. ジャックナイフ位で会陰操作
12. ドレーンの位置調整と閉創

手術手技

1 手術室の配置(図1)

- 患者は両手巻き込みの砕石位とし，モニター1台は頭側に，もう1台は脚間に配置する。
- 術者は患者右側に立ち，第一助手は患者の左側，スコピストは術者の左側に立つ。看護師は術者右側に入る。

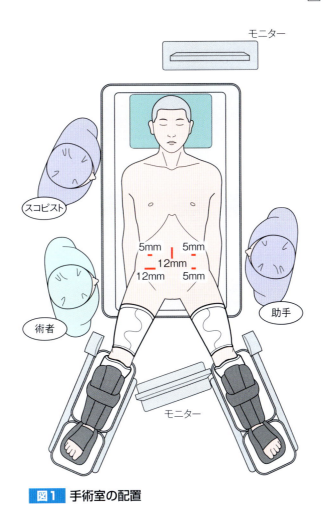

図1 手術室の配置

2 ポート挿入と配置（図1）

- 臍部縦切開による開腹法にて12mmカメラポートを挿入する。
- 腹腔内に到達したことを確認した上で気腹を開始。肝臓，上腹部を観察したのちに頭低位とし，骨盤内の小腸が自然と頭側に展開されるのを見届ける。
- 次に術者のワーキングポートとして右下腹部腹直筋外縁に12mmポートを留置，約6〜8cm頭側に5mmポートを留置する。このポートがカメラより頭側に位置しないように配慮する。
- 次いで右と同じ高さで左腹直筋外縁を狙って5mmポートを2本留置する。

3 小腸の展開と内側アプローチ

- 術者は小腸を頭側右側に展開し，十二指腸水平脚と下腸間膜動脈（下腸間膜動脈）根部を確認する。
- 助手は骨盤に落ち込んだ小腸が残っていればそれを上行結腸外側に展開する。
- ここで当院ではルーチンでダグラス窩の腹水洗浄細胞診を採取している。

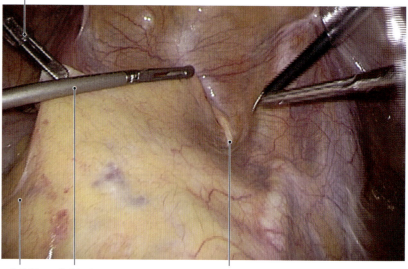

図2 直腸間膜の切開

（ラベル：助手左手、S状結腸、助手右手、ダグラス窩）

- 助手は左手の鉗子で上直腸動脈の峰を，右手で直腸間膜をクロスする形で把持し直腸間膜をマタドール状に展開する（**図2**）。
- 術者は右総腸骨動脈，右尿管，仙骨岬角の位置を確認し，間膜を切開する。
- ここで適切な層に入ると上下にきれいに気泡が入る。
- この切開を頭側，尾側に広げ，上下腹神経を含む脂肪のラインを背側に落としながら適切な層での剥離を頭側，外側へと進める。

4 下腸間膜動脈/下腸間膜静脈の処理から内側アプローチの仕上げ

- 左尿管と左性腺動静脈が背側に落ちたことを確認したのちに，下腸間膜動脈の腹側の脂肪組織を血管に沿って中枢に剥離する。
- 左結腸動脈と下腸間膜動脈でできる平面を意識しながら，外側は下腸間膜静脈が確認できるまで剥離し，No.253リンパ節を含む脂肪組織を *en bloc* に郭清する。
- 次に下腸間膜動脈根部を中枢に1クリップし，末梢はベッセルシーリングシステムで切離する。同じ高さで下腸間膜静脈も同様に処理する。
- 下腸間膜動脈断端から上直腸動脈のpedicleを助手の左手で把持し，尾側腹側に展開する。右手は直腸右側の腹膜を把持し，直腸後腔に空間を作る。
- 術者は左手でS状結腸間膜を腹側に押し上げ，内側アプローチの尾側の剥離を行う。剥離が進むと外側に貫通するので，そこで内側アプローチを完了する。

5 外側剥離

- 術者はS状結腸の脂肪垂あるいは結腸間膜を内側頭側に牽引し，S状結腸外側と腹膜の生理的な癒着を剥離し腹膜を切開すると，先に貫通していた内側アプローチと連続するので，それを術者右の鉗子が届く範囲で下行結腸外側を切り上げる。
- その後，直腸左側も先に直腸後腔剥離が完了している範囲だけ腹膜を切り下げる。

6 直腸後腔の剥離と神経の温存

- 視野を骨盤位とし，助手は左手で右の直腸腹膜の断端を，同じ高さで右手で左の直腸腹膜断端を把持し，それぞれ3時，9時方向に牽引し直腸後壁を広げたのちに，直腸を腹側に引き抜くようにすることで，直腸後腔がきれいに展開される（図3）。
- 術者はトロックス®ガーゼを丸めたもので直腸後壁を押し上げつつ引き抜く緊張をかけながら，直腸後腔の切開を開始する。

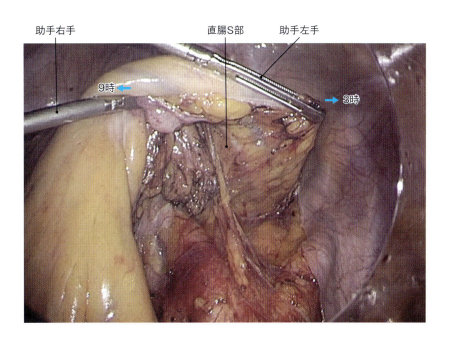

図3 直腸後腔の剥離

> **手術の ポイント**　下腹神経の走行を確認後，直腸間膜の脂肪の黄色と直腸後腔の疎な白い繊維組織の境界を切開することで，神経は自然と温存される。

- 直腸の丸みを意識しながら左右にその剥離を広げ，さらに尾側に向かって剥離をすすめる。

7 直腸左右の剥離と骨盤神経温存

- ある程度直腸後腔の剥離が進んだところで，直腸両側の腹膜を切開する。すでに直腸後腔が剥離されているので，腹膜を1枚切るだけとなる。
- ここで助手は左手で大きく直腸後壁を把持し腹側に挙上するように展開すると，さらに直腸後壁の奥が展開される（図4）ので，肛門挙筋を視認し，肛門挙筋上で左右に剥離を広げ，女性なら腟が，男性なら精嚢の下縁が見えるところまでしっかり剥離をする。
- この操作にて左右の骨盤神経は温存され，正中にhiatal ligamentと左右の腹膜が残った状態となる。

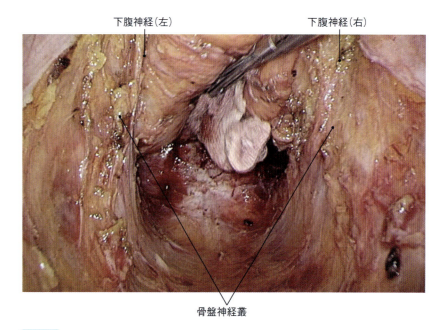

図4 肛門挙筋の剥離

8 直腸前壁の剥離

- 直腸後腔の剥離操作で残った左右の腹膜を切開し，直腸前壁の腹膜を切開する。
- 左側から切開を開始し，男性ならば精囊，女性なら腟を見ることになる（図5A）。すでに直腸後腔が広く剥離されていることが重要である。
- NVBに切り込むと出血をみるので，注意が必要であるが，直腸後腔の剥離層をそのまま前壁に連続させると，NVBの走行を認識しやすくなるので，NVBの損傷を少なくすることができる（図5B）。
- 右も同様に切開剥離を行い，正中で左からの切開ラインと連続させる。

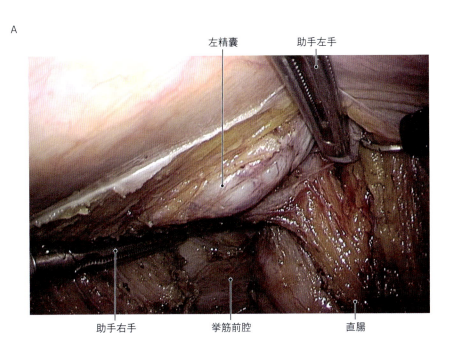

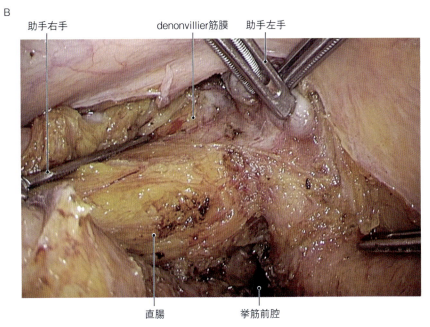

図5 直腸前壁の剥離

直腸癌の手術

- 助手の2本の鉗子で精嚢を腹側に押しあげ(マタドール展開)，術者左手で直腸を背側にひき下げることで，できる限り前立腺，もしくは腟との境界を鋭的に剥離する(図6)。

9 肛門挙筋切開

- 再び直腸後壁へと戻り，エネルギーデバイスを用いて左右の肛門挙筋を切開する。腫瘍からの距離を考慮して，切離ラインを決定する。
- 切開をすすめると坐骨直腸窩の脂肪組織が確認できる。左右の肛門挙筋の切開ラインの連続で，肛門挙筋の尾側付着部位を切離する。
- この層を左右，肛門側に広げ，後壁約1/2周をできる限り肛門側に向けて剥離しておくと，後の会陰操作が楽になる(図7)。

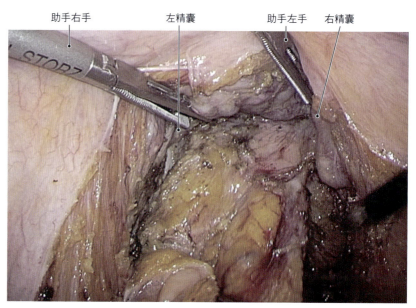

図6 前立腺と直腸の境界の剥離

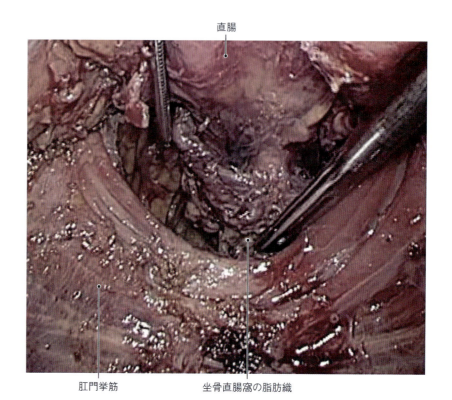

図7 肛門挙筋の切開

10 S状結腸の切離と人工肛門の形成

- 骨盤内操作が終了した後に，会陰操作に移る前に，切離予定ラインのS状結腸を自動縫合器で切離する。
- 口側S状結腸断端をストマ予定位置の皮膚と皮下組織を切除して腹腔側より直接挙上する(後腹膜経由で挙上させる場合もある)。
- 右上の5mmポートから骨盤に向けてドレーンを留置し，閉創した後に腸管を反転して人工肛門を形成する。

11 ジャックナイフ位で会陰操作

- 会陰操作のため患者をジャックナイフ位にする(図8)。
- このときに人工肛門が潰れないように左下腹部の除圧マットの位置を調整する。
- 肛門を絹糸で巾着縫合した後に，肛門を中心に2～3cmの円形に皮膚ペンで皮膚をマーキングして全周性に切開する(図9)。

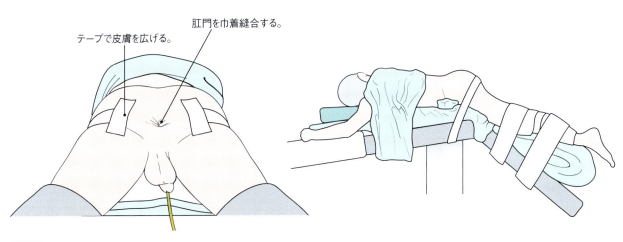

図8 ジャックナイフ位

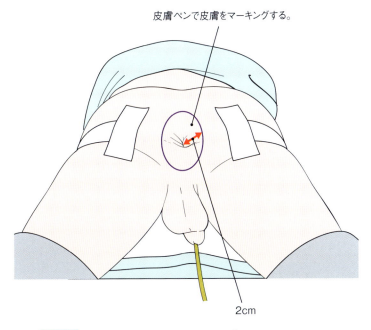

図9 肛門の巾着縫合とマーキング

直腸癌の手術

- 患者背側から皮下脂肪を切開する。尾骨を触診で確認し尾骨前面を目標に切開を進めると，腹腔内操作で背側はほぼ臀部の皮膚近くまで剥離が済んでいるので，すぐに腹腔内の切開層と連続することができる。
- 腹腔内から切離されていなかった残りの肛門挙筋を切離し，直腸側後壁約2/3周が剥離できた段階で，S状結腸断端を腹腔外へ反転させることで，直腸と前立腺・尿道との位置関係を直視下に観察できるようになる。前立腺の左右外側縁を逆ハの字に走行するNVBも視認できる。腹腔鏡下で温存してきたNVBを直視下に確認しながら，直腸・肛門管を周囲組織より剥離する。
- この視野を得ることができることがジャックナイフ位の最大の利点と思われる。
- 腹腔内操作にて直腸前壁の剥離は前立腺下縁近傍まで完了している。前立腺下縁から尿道近傍には明確な剥離層がないため，腫瘍の浸潤度も考慮しながら，腹腔内からの剥離面と会陰からの剥離面とを連続させるようにして，直腸尿道筋を至適なレベルで切離することで標本が摘出される（図10）。この際，尿道にかなり近接するため，直視下に尿道損傷がないことを確認して，会陰操作を完了する。

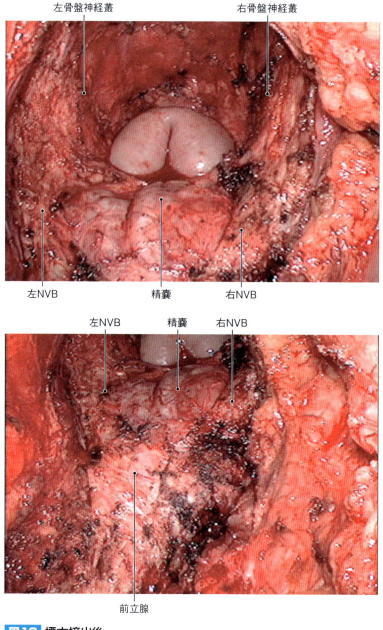

図10 標本摘出後

手術の ポイント	神経血管束が前立腺の左右外側縁を逆八の字状に走行し尿道への収束してくることを視認して，神経温存を心がけることと，剥離面が尿道に近接しやすいため，過度なカウンタートラクションを避け，時折尿道カテーテルを触診しながら，適切な剥離ラインを設定することが肝要である。

12 ドレーンの位置調整と閉創

●洗浄，止血ののち，先に腹腔鏡操作で留置したドレーンの位置を調整し，皮膚を2－0ナイロンで閉鎖し手術を終了する（手術はジャックナイフ位で終了となる）。

直腸癌の手術

5 側方リンパ節郭清

がん研有明病院消化器センター大腸外科　福岡宏倫, 秋吉高志

適応

がん研有明病院では，腫瘍下縁が腹膜翻転部以下に位置する深達度A以深の進行下部直腸癌に対して，術前放射線化学療法（CRT: S-1 + 50.4 Gy）を施行している。術前CRT施行前（初診時）のCTあるいはMRIで側方リンパ節領域に腫大リンパ節（長径7mm以上）を認めた場合に，CRT施行後の画像検査の結果にかかわらず，病側の側方リンパ節郭清を施行している。ただし，側方リンパ節が7mm未満であっても，MRIで内部構造（内部信号強度不均一）や辺縁構造から側方転移を疑う場合は，適応としている。

術前チェック

- 術前画像（CT，MRI）で，血管走行を入念に確認し，転移リンパ節の部位，周囲臓器との位置関係を把握する。
- わが国の側方リンパ節郭清の対象はNo.263, 273, 283, 293であるが（大腸癌取り扱い規約第8版），転移頻度が最も高いのは内腸骨動脈末梢（No.263D）であり，No.263, 283を主な郭清範囲としている。ただし，術前画像でNo.273, 293領域に転移を疑うリンパ節がある場合は郭清を行う。
- 基本的には，自律神経と内腸骨動静脈は温存するが，側方リンパ節が神経や内腸骨動静脈に浸潤あるいは固着している場合は神経（下腹神経，骨盤神経叢，神経血管束）や内腸骨動静脈の合併切除の適応となるため，術前に十分な検討が必要である。

手術手順

1. 手術配置
2. 尿管の剥離と展開
3. 郭清外側縁の露出
4. 臍動脈索外側の剥離
5. 閉鎖神経の確認および閉鎖動静脈末梢の切離
6. 下膀胱動静脈周囲の郭清

手術手技

1 手術配置

- 全身麻酔下に砕石位で行う。
- 臍を切開し12mmのカメラポートを，右下腹部に12mmのポートを挿入する。直腸に直交した切離を行うために，下腹壁動静脈を損傷しないように可能な限り尾側内側に挿入している。
- 約6cm頭側に5mmのポートを挿入する。左下側腹部およびその約6cm頭側に5mm

のポートを挿入し合計5ポートとする。
- 右側の側方郭清を行う場合は左のポートのどちらかを12mmにする場合もある。小腸が骨盤内に落ち込まないように頭低位とし、ローテーションは基本的にかけない。
- 郭清するリンパ節部位と逆側に術者が、同側に助手、スコピストは右側に立ち、脚間のモニターを見て操作を行う（図1）。右側の側方郭清の際に術者は右側から行う場合もある。

2 尿管の剥離と展開
- 総腸骨動脈近傍より尿管を下腹神経前筋膜とともに剥離する。

手術の ポイント	尾側の剥離はできるだけ膀胱側まで剥離しておく。

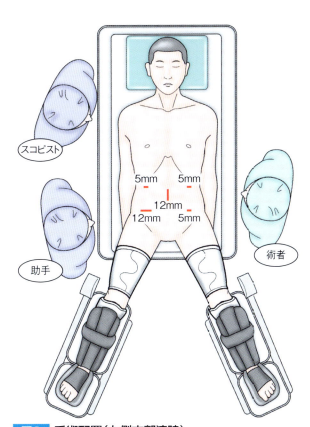

図1 手術配置（左側方郭清時）

- 尿管と下腹神経前筋膜を1枚の衝立とみなし，下膀胱動静脈のレベルまで十分に行う．尿管を内側に血管テープで牽引することで，郭清時に視野を保つことができる（図2）．
- 閉鎖領域の視野確保のため，男性の場合，精管が確認できるレベルまで腹膜を切離する．女性で卵巣・卵管が視野の妨げになる場合は腹側の腹膜に縫合するなどして吊り上げておくとよい．

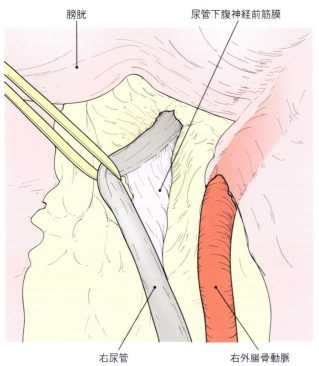
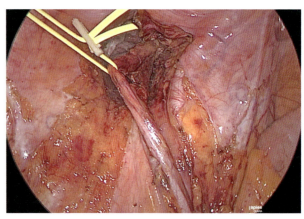

図2 尿管下腹神経前筋膜の剥離

3 郭清外側縁の露出

- 総腸骨動静脈から分岐する外腸骨動静脈を同定し，全長にわたって露出する（図3・4）。
- 外腸骨静脈内側縁の結合織を切開すると大腰筋が露出するので，大腰筋・内閉鎖筋を郭清の外縁として露出しながら郭清組織を剥離する。
- このとき助手は外腸骨動静脈を転がすように軽く圧排する。
- 細い動静脈が内閉鎖筋に流入していることがあり，適宜止血しながら剥離を進める。

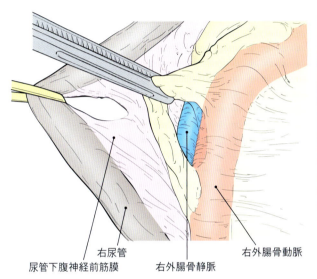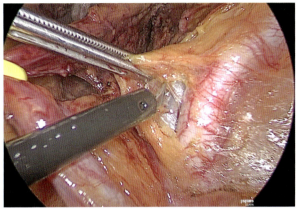

図3 外腸骨動静脈の露出（1）

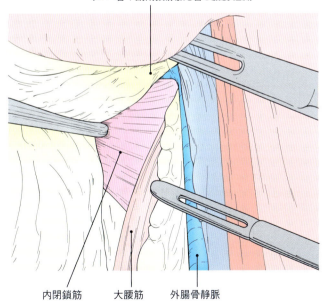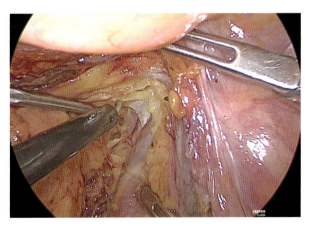

図4 外腸骨動静脈の露出（2）

4 臍動脈索外側の剥離

- 内腸骨動脈系(旧名：下腹動脈)と膀胱の間には，臍動脈を頭側の頂点とする膀胱下腹筋膜とよばれる膜状の結合織が衝立状に存在している。臍動脈索を術者が内側に牽引し，膀胱下腹筋膜外側に沿って閉鎖領域の郭清組織を尾側に剥離する(図5)。
- このとき助手は閉鎖領域の郭清組織を外側に牽引し，カウンタートラクションをかける。そうすることで閉鎖領域の郭清組織と膀胱の境界を自然に剥離することができる。

5 閉鎖神経の確認および閉鎖動静脈末梢の切離

- 内閉鎖筋に沿った外側からの剥離と膀胱下腹筋膜に沿った剥離を進めていくと，閉鎖動静脈末梢および閉鎖神経が確認できる。外腸骨動静脈より分岐する副閉鎖静脈を認める場合があるため，損傷しないように処理する(図6)。

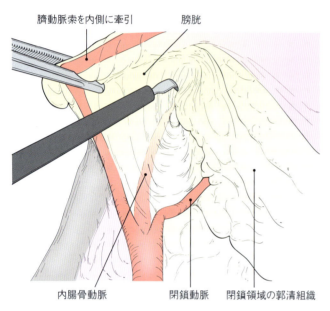
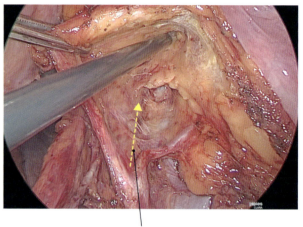

図5 臍動脈索外側の剥離

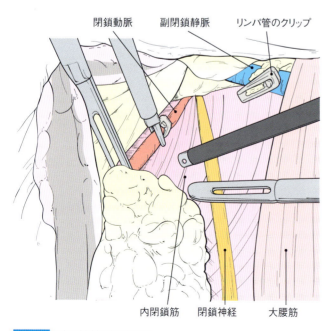
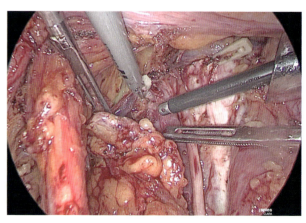

図6 副閉鎖静脈の処理

- 閉鎖動静脈は全症例で切離している。
- 閉鎖神経に沿って脂肪組織を切離し閉鎖神経を全長にわたって剥離する。

手術の注意点	閉鎖神経中枢側を露出する際は内外腸骨静脈分岐部を損傷しないように注意する。

- 閉鎖動静脈の中枢側は内腸骨動静脈から分岐するところで切離する。膀胱下腹筋膜に沿った剥離を最尾側まで進めて，郭清の底面となる肛門挙筋腱弓を露出する（図7）。

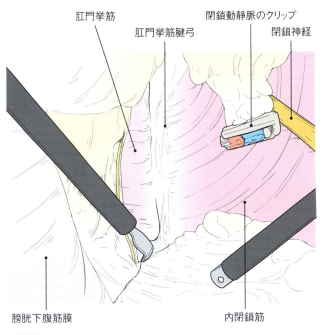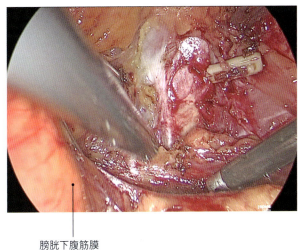

図7 肛門挙筋腱弓の露出

直腸癌の手術

- その後，背側で内腸骨動脈の本幹を露出しておく。

> **手術のポイント**　背側に坐骨神経を確認しておくが，内腸骨動静脈に覆われて十分に露出できない症例も多い。

6 下膀胱動静脈周囲の郭清

- 下膀胱動静脈周囲が最も側方リンパ節転移が多く認められる。下膀胱動静脈を温存すると郭清が甘くなりがちになるため，がん研有明病院では下膀胱動静脈を切離する場合が多い（図8）。
- 膀胱下腹筋膜を切開し，内腸骨動脈本幹に沿って末梢側はAlcock管に内陰部動脈が流入する部位まで剥離を進める。
- 剥離の途中，内腸骨動静脈より分岐する下膀胱動静脈の根部を切離していく。
- 下膀胱動静脈の末梢側は膀胱流入部で切離する。

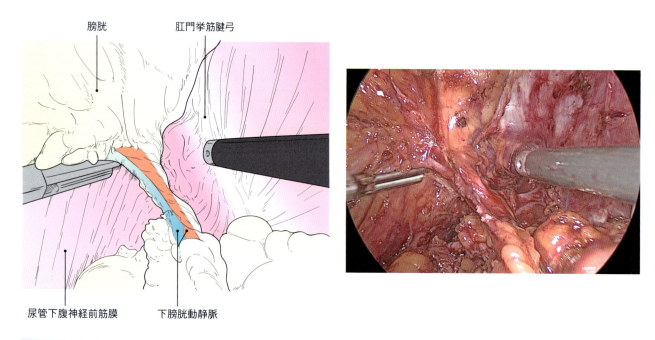

図8 臍動脈・内腸骨動脈周囲の郭清（上膀胱動脈と子宮動脈の分枝が近接）

5 側方リンパ節郭清

手術のポイント

下膀胱動静脈は複数本存在していることも多く，術前の画像所見で膀胱近傍に転移を疑うリンパ節が存在している場合は，膀胱壁に沿って，しっかりと郭清を行うことが重要である（図9）。

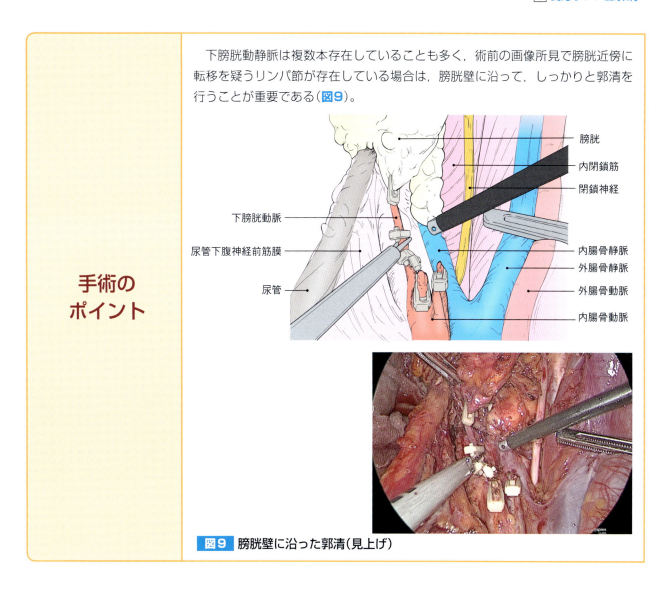

図9 膀胱壁に沿った郭清（見上げ）

● リンパ節転移が臍動脈と近接している場合は，臍動脈の中枢で切離を要する場合もある（図10）。

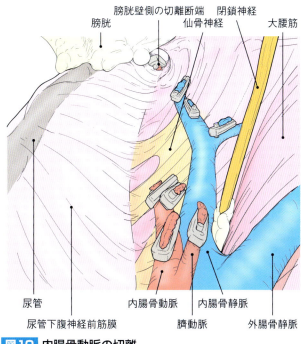

図10 内腸骨動脈の切離

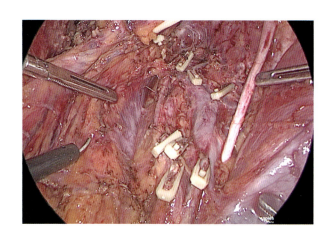

直腸癌の手術

> **手術のポイント**
> 内腸骨静脈を処理する場合は背側方向に分枝する下臀静脈を認識して的確に処理することが重要である。

- 以上で側方郭清が終了する（図11）。

術後チェック

- 自律神経を合併切除した場合は合併切除の程度によるが術後に排尿障害をきたすことがあるため，泌尿器科に適宜コンサルトの上，内服加療や自己導尿を行う。
- 骨盤ドレーンは5日間程度で抜去している。

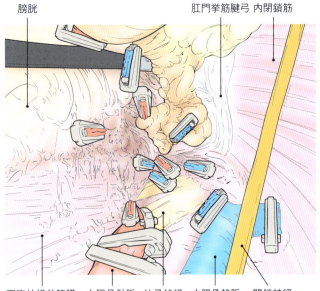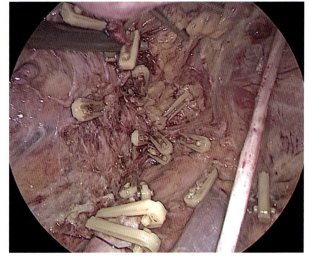

図11 右側方郭清終了後（内腸骨動静脈切離）

参考文献

1) Akiyoshi T, et al: Laparoscopic salvage lateral pelvic lymph node dissection for locally recurrent rectal cancer. Colorectal Dis 2015; 17: 213-6.
2) Akiyoshi T, et al: Selective lateral pelvic lymph node dissection in patients with advanced low rectal cancer treated with preoperative chemoradiotherapy based on pretreatment imaging. Ann Surg Oncol 2014; 21: 189-96.
3) Akiyoshi T, et al: Indications for lateral pelvic lymph node dissection based on magnetic resonance imaging before and after preoperative chemoradiotherapy in patients with advanced low-rectal cancer. Ann Surg Oncol 2015; 22: 614-20.

直腸癌の手術

6 腹腔鏡下骨盤内臓全摘

がん研有明病院消化器センター大腸外科　小倉淳司，秋吉高志

Introduction

- 骨盤内臓全摘術（TPE；total pelvic exenteration）は骨盤内の泌尿器系・生殖器系・消化器系の臓器をすべて切除する術式である．仙骨を合併切除する場合はTPE with sacrectomy（TPES）とよばれる．腫瘍からのcircumferential resection margin（CRM）を確保してR0手術を達成するために腫瘍と浸潤臓器を*en bloc*に切除する術式である．前立腺や膀胱三角に腫瘍が浸潤し，前立腺・膀胱の温存が困難な場合に適応となる．直腸の前方がすぐに膀胱・精嚢・前立腺である男性は，子宮・腟を前方に有する女性に比べるとこの術式を要することが多い（図1）．新たな排泄口として2つの人工肛門（ウロストミー／コロストミー）が避けられない．
- がん研有明病院では多数の腹腔鏡下直腸癌手術・側方郭清[1]・再発手術[2]の経験のもと，近年TPEを腹腔鏡下で行っている．腹腔鏡下の骨盤内臓全摘術の報告は未だ少ないが，がん研有明病院で施行した腹腔鏡13例と開腹18例の比較では，手術時間は開腹群で875分（以下中央値）に対して腹腔鏡群は829分と有意差を認めなかった（p=0.660）．また腹腔鏡群で有意に出血量が少なかった（腹腔鏡930 ml：開腹3,003 ml；p=0.0001）[3]．これは拡大視により出血リスクの高い内腸骨静脈系の細い血管を認識

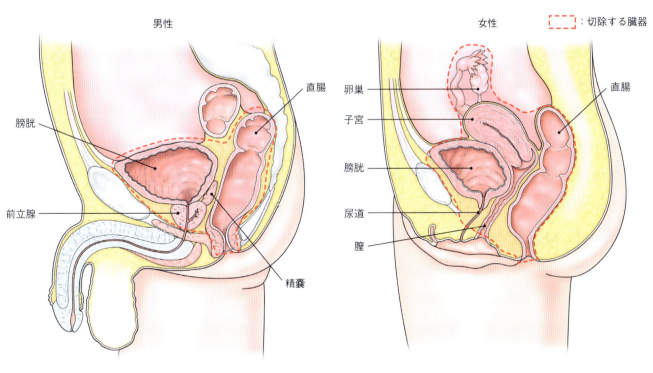

図1　骨盤内の臓器

して切離可能となり，また気腹圧による細かな静脈性出血のコントロールが可能となっている点によると考えている。また骨盤内を占める大きな腫瘍でも，腫瘍を超えてさまざまなベクトルからのアプローチが可能となるため，狭い骨盤内でも良好な視野で手術できる優れた術式と考えている。しかしながら，バリエーションに富んだ血管の処理を要求され，一度出血してしまうとコントロールが困難になるため，執刀医の熟練度を要する手術である。

適応

■ **前方浸潤により尿路系臓器への浸潤認めるが，合併切除によりR0切除可能な結腸・直腸癌または骨盤内腫瘍（再発も含む）**

- TPEの適応は，常に術後QOLとのバランスを考えて慎重に判断しなければならない。後方や側方への浸潤については，一般的にはS2下縁より頭側の仙骨に浸潤する場合や坐骨神経に浸潤する場合は切除不能とされる。病状，患者の全身状態，そして術者の経験によって適応が大きく異なるのが現状である。
- 本術式は再発骨盤腫瘍に適応されることも多いが，再発の場合定型的な解説が難しいため，今回は原発性結腸癌／直腸癌の手術手技について解説する。

術前チェック

- 腫瘍の評価：下部消化管内視鏡検査，下部消化管造影検査，胸腹骨盤部（造影）CT，下腹部（造影）MRI，膀胱鏡検査，内診，経腟エコーなど
- 耐術能の評価：（負荷）心電図，心臓超音波検査，呼吸機能，血液検査など
- ダブルストマのためのマーキング
- 泌尿器科・整形外科・形成外科コンサルトし，術前の準備と手術の協力を仰いでおく。

手術手順

1. 気腹とポート挿入
2. 内側アプローチ
3. 外側アプローチ
4. 直腸背側剥離・授動
5. 尿管のテーピング・授動・切離・カニュレーション
6. 側方郭清
7. DVC処理（腹腔内アプローチ・会陰部アプローチ）
8. 回腸導管造設
9. 腹腔内洗浄・大網充填・ドレーン留置
10. 結腸瘻造設

手術手技

1 気腹とポート挿入（図2）

- 直腸癌手術と同様5ポートを基本としているが，左右両側に12mmポートを挿入しておく．左右どちらからでも術者が操作できることが重要である．
- 恥骨に制限されて，前壁の操作がしにくい場合は，下腹部正中に5mmポートを挿入する．

2 内側アプローチ（前項を参照）

3 外側アプローチ（前項を参照）

- 骨盤内操作までは通常の直腸癌の手術とほぼ同様である．

4 直腸背側剥離・授動（前項を参照）

- 剥離は基本的に通常の直腸の手術と同様に行う．<u>腫瘍の後方浸潤がなければ，可能な限り背側を剥離授動しておくことが重要である．</u>
- 仙骨・尾骨浸潤例の場合は，術前の画像所見と照らし合わせて腫瘍の位置よりも口側で授動を終了する．原発性直腸癌では高位仙骨合併切除を要する症例はまれである．開腹手術のように釘やボルトを打ってマーキングできないため，岬角からの距離を腹腔内で計測し，同レベルで正中仙骨・外側仙骨静脈叢を含む仙骨前組織を凝固焼灼しておく．さらに切離ラインに沿って腫瘍側方の組織（梨状筋・尾骨筋・仙骨神経など）をなるべく切離しておくと，会陰操作時に出血を最小限にすることができる[4]．

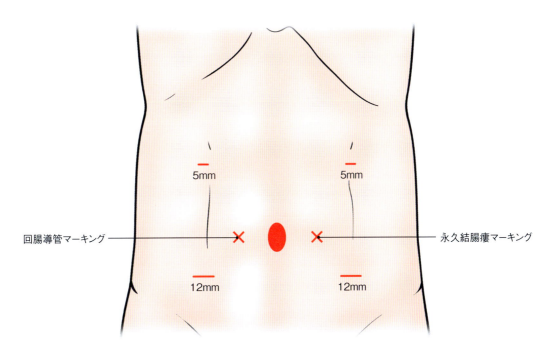

図2 ポートの位置

> **手技のポイント**　可能な限り背側の剥離を先行しておく！

5 尿管のテーピング・授動・切離・カニュレーション

- 左右尿管を可及的に尾側まで剥離し（図3），末梢側で切離する。中枢側にカニュレーションして体外へ誘導しておく（尿量は体外で袋に計測する）。

6 側方郭清（「側方リンパ節郭清」の項を参照）

- 「側方リンパ節郭清」の手技とほぼ同様であるが，<u>膀胱前・側腔を開放する本術式の場合は，膀胱側腔を開放することでより良好な視野での操作が可能となる。</u>ただし，後方の剥離の前に膀胱前・側腔を開放すると，膀胱が垂れ下がり後方の視野確保が難しくなる場合がある[5]。

■ 膀胱前・側腔の開放

- 膀胱の輪郭をみながら前壁で膀胱周囲の脂肪と恥骨の間で膀胱前腔を開放する（図4, 5）。腫瘍の浸潤や炎症がなければ，ほぼ鈍的に剥離可能である。左右へ広げて露出した外腸骨血管沿いに切離したラインとつなげる。

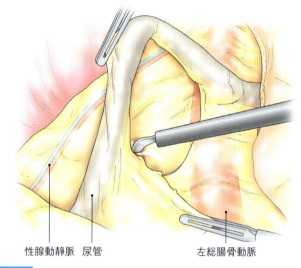
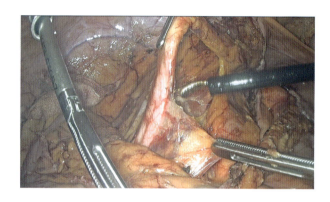

図3 尿管授動

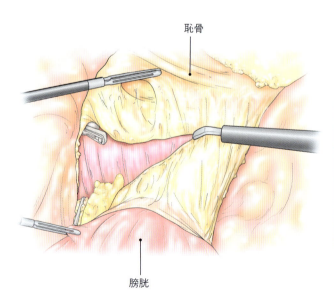
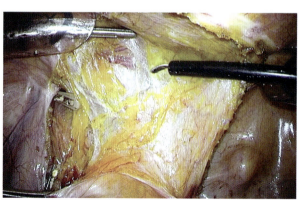

図4 膀胱前腔の開放①

6 腹腔鏡下骨盤内臓全摘

- その際に切離しなければならない構造物が2つある。正中側の臍動脈索（内側臍ヒダ）と外側にある男性であれば精管，女性であれば子宮円索をそれぞれ切離する（図6）。閉鎖動静脈末梢を切離して，閉鎖神経を温存し，内閉鎖筋に沿って外側から尾側へ肛門挙筋腱弓を確認できるまで剥離しておく。
- 郭清された側方領域の組織は最後に内腸骨動脈本幹からの枝を処理しながら，その

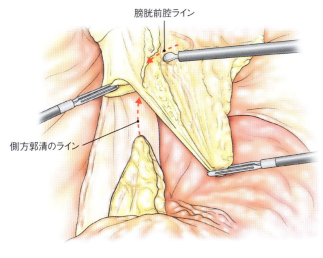
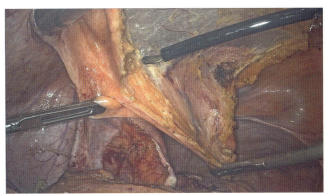

図5 膀胱前腔の開放①

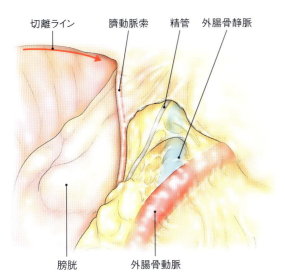
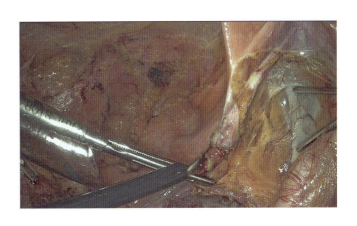

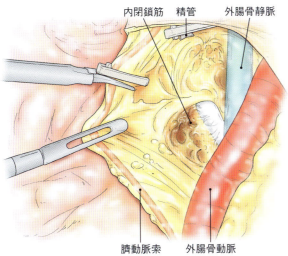
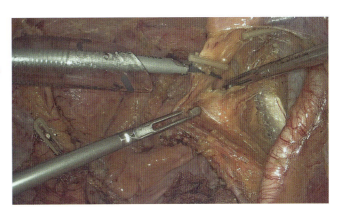

図6 臍動脈索，精管の切離

内側の下腹神経及び骨盤神経叢・骨盤内臓神経とともに*en bloc*に切除する。基本的には内腸骨静脈の本幹は温存し，分枝のみを丁寧に処理していく。
- 膀胱側腔を開放していくと尾側で肛門挙筋が確認できる。
- 側面では肛門挙筋筋膜を切離し，さらに前面で恥骨前立腺靱帯を切離するとDVCに覆われた尿道前立腺部へのアプローチが可能となる(図7)。

> **手術のポイント**　側方の処理は側方郭清の手技と同様。

7 DVC処理

　dorsal vein complex(DVC)の処理については，腹腔内から処理する場合と腹臥位への変換後に直視下で処理する場合がある。腹臥位にすると恥骨裏面が直視下となりDVC処理の視野は格段によくなるため，体位変換と時間を要するというデメリットもあるが，きわめて安全にDVCの処理が直視下に施行できる。下部直腸を残す前方骨盤内臓全摘術の場合は腹腔内で処理を要する。最近では基本的に腹腔鏡下で処理している。的確に処理すれば非常に少ない出血量で処理できる。

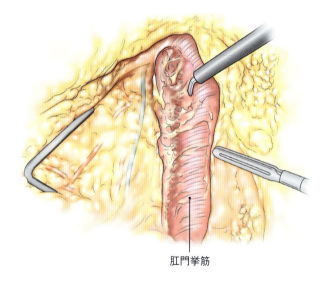
肛門挙筋

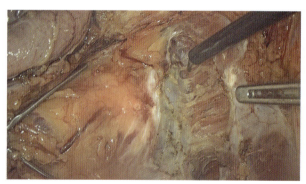

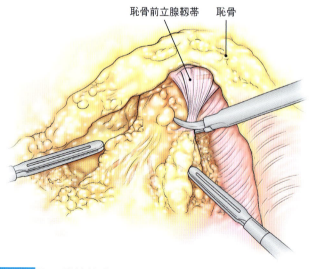
恥骨前立腺靱帯　恥骨

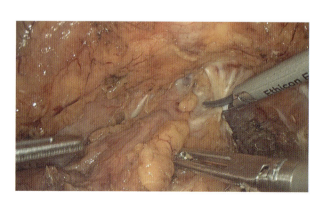

図7 肛門挙筋筋膜の切離

6 腹腔鏡下骨盤内臓全摘

■腹腔内アプローチ（図8, 9）

- 前述したように，前方は恥骨で鉗子の可動性が不良になることがあり，その場合は下腹部正中にポートを追加する。同部位の処理にソフト凝固は必須である。
- 3-0吸収糸で末梢側を結紮して糸紮糸の中枢側を切離する。細かな血管は注意深くソフト凝固と超音波凝固切開装置を用いて止血する。静脈性の出血が多い時は一時的に気腹圧を15mmHgに設定し頭低位にする。細かな出血ならばこれだけでもコントロールされる。
- 尿道バルーンカテを前後させて尿道の位置を確認してその前面まで切離していく。尿道バルーンを抜去して尿道を切離する。尿道断端は標本摘出後に縫合する。

> **手技のポイント**　ポート追加，気腹圧アップはためらわず！　運針は大きく一気に。

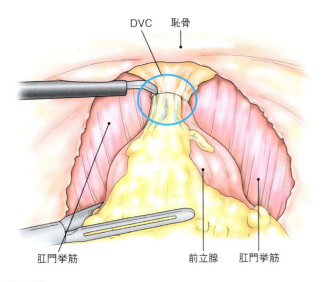
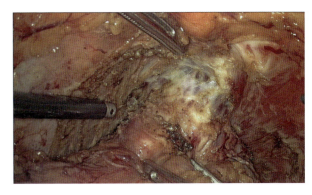

図8 DVC

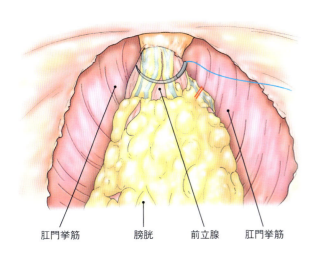
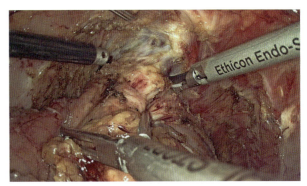
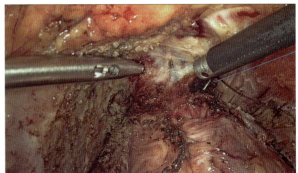

図9 DVCの処理

■会陰部アプローチ(図10)

- 会陰部操作はDVCの処理以外は「直腸切断」の項に準ずる。腹臥位では前壁の視野は良好である。
- まず後壁，側壁で腹腔内の剝離と交通しておく。
- 尿道を結紮切離したのちに(図11)，DVCが確認できる。(図12)DVCの頭尾側を結紮して切離する。標本が摘出されてしまえば，恥骨裏面が直視下に確認できるので，圧迫により容易に止血が得られる。出血点を確認して刺通結紮で丁寧に止血する。

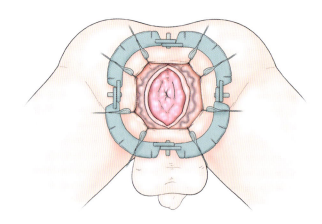

図10 会陰部アプローチ

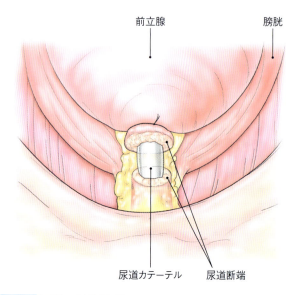

図11 尿道の結紮切離

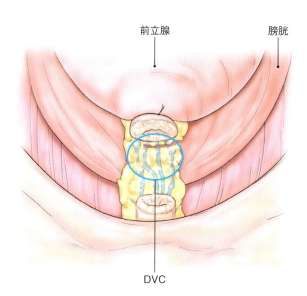

図12 DVC頭尾側の結紮切離

- 腹腔鏡での視野や鉗子の操作性が不良の場合は，無理せずに腹臥位での直視下での処理が安全である。

標本摘出後の腹腔内を図13に示す。

8 回腸導管造設（図14）

- 回腸末端から口側15～20cmからさらに20cmの回腸を導管に用いる。（泌尿器科確認後訂正予定）
- 回腸導管への血流を温存し，腸間膜の処理を行う。肛門側の腸間膜処理は長めに行い，口側の腸間膜処理は辺縁動脈までとする。口側は腸管近傍のみ処理して腸管を切離し，全層で縫合閉鎖する。吻合部の背側に導管を誘導して腸管をfunctional end-to-end anastomosis（FEEA）で吻合する。小腸間膜は導管の間膜を締めすぎないようにして閉鎖する。

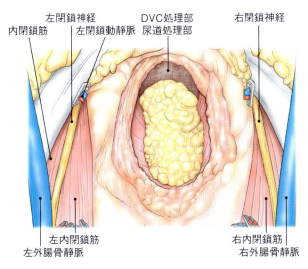
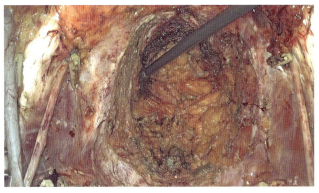

図13 標本摘出後の腹腔内

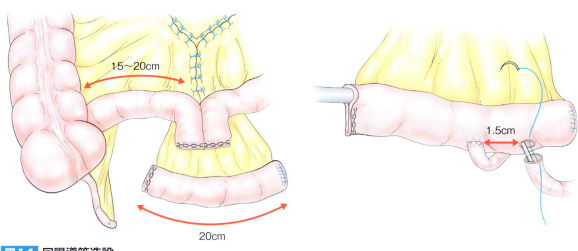

図14 回腸導管造設

直腸癌の手術

- 左右尿管を吻合。左右の吻合部の間は1〜1.5cm間隔をあける。

9 腹腔内洗浄・大網充填・ドレーン留置(図15)

- 骨盤内のdefectが大きくなるため，可能ならば骨盤内を大網で充填している。

10 結腸ストマ造設

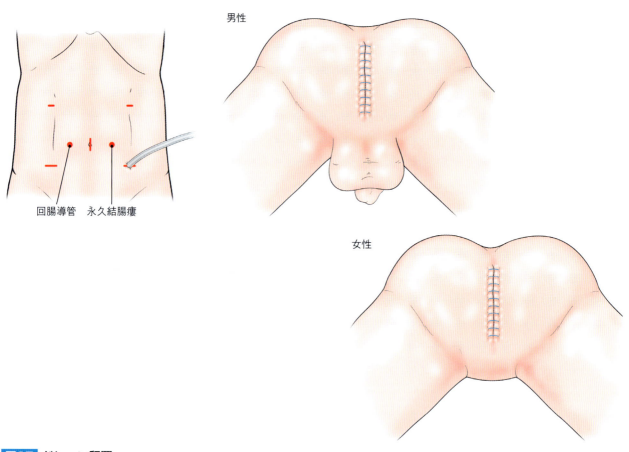

図15 ドレーン留置

文献

1) Akiyoshi T, et al: Selective lateral pelvic lymph node dissection in patients with advanced low rectal cancer treated with preoperative chemoradiotherapy based on pretreatment imaging. Ann Surg Oncol 2014; 21: 189-96.
2) Nagasaki T, et al: Laparoscopic salvage surgery for locally recurrent rectal cancer. J Gastrointest Surg 2014; 18: 1319-26.
3) Ogura A, et al: Safety of Laparoscopic Pelvic Exenteration with Urinary Diversion for Colorectal Malignancies. World J Surg 2016; 40: 1236-43.
4) 池田正孝，ほか：ここまできた！直腸癌の低侵襲手術. 消化器外科 2015; 11: 1717-20.
5) Uehara K, et al: Initial experence of laparoscopic pelvic exenteration and comparison with conventional open surgery. Surg Endosc 2016; 30: 132-8.

IV. 他臓器合併切除，再建

1 膵頭十二指腸切除

2 大腸癌・直腸癌における尿管膀胱合併切除

他臓器合併切除，再建

1 膵頭十二指腸切除

がん研有明病院消化器センター肝・胆・膵外科　齋浦明夫

適応

- 膵頭部に浸潤する右側または横行結腸癌。または，膵頭部リンパ節に塊状のリンパ節転移をきたした症例。
- 結腸十二指腸間に瘻孔を形成する場合は，ほぼ膵頭十二指腸切除が必要であるが，十二指腸に部分的に接している場合は，十二指腸部分切除で対応できる場合もある。
- 最終的には，患者の状態を考慮に入れ全体的な手術リスクと根治性とのバランスで膵頭十二指腸切除の可否を決定する。根治術ができれば予後は比較的良好である[1]。
- 栄養不良により耐術能が低い患者の場合は，胃空腸吻合と一時的回腸人工肛門を造設し，栄養状態を改善したあと手術することもできる。また，術前化学療法を行う場合もありうる。しかし，出血や炎症を伴うことが多く，化学療法導入困難である場合も多いことから，リスクの高い一期的切除を余儀なくされる場合が多い。

術前チェック

- 上部下部内視鏡で膵頭部への浸潤の程度，瘻孔や易出血性の有無を確認する。
- 単純造影CTで病変の広がりを，また膵頭部周囲の血管の走行を確認する。特に下膵十二指腸動脈と中結腸動脈の分枝形態に注意する。
- EOB-MRIでは特に肝転移の有無を確認する。
- FDG-PET検査では遠隔転移を除外する。

手術手順

1. 開腹
2. 腹腔内検索
3. 右半結腸切除
4. 膵頭十二指腸切除
5. 再建
6. ドレーン留置，閉創

手術手技

1 開腹

- 上腹部正中切開で開腹。視触診で播種や切除不能肝転移などないことを確認し，皮切を上下に延長し，頭側は剣状突起切除のレベル，尾側は臍下まで十分に開腹する（図1）。
- 3弁式開創器と頭側左右ケント鉤を用いて術野を展開する。右側よりサージカルアームを用いて術野を展開する。

2 腹腔内検索

- 腹腔内を検索し，切除適応を確認する。切除不能肝転移や腹膜播種症例は根治切除を断念する。

- 狭窄に対してはバイパス手術で対応できるが，出血症例や膿瘍により感染の制御が困難である場合は姑息的に切除を行うこともある．
- 上腸間膜動脈さえ巻き込まれていなければ，多くの場合切除は可能である．可能な範囲で，右結腸とともに膵頭部を授動しておく．
- 浸潤や固い癒着があるようであれば無理せず，後に左側から剥離する（図2）．

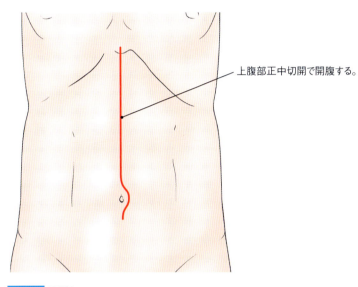

図1 開腹

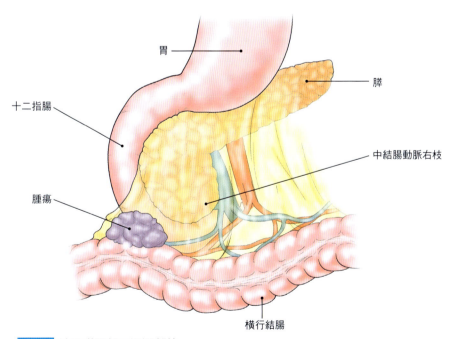

図2 結腸膵頭部の浸潤部位

3 右半結腸切除

- まず膵頭部との浸潤部は触れず，多くの症例では肝彎曲付近の腫瘍であるので，右半結腸切除を行う。
- 回腸，結腸を切離した後，膵頭十二指腸切除のラインへつなげる（図3）。上腸間膜動脈を中心軸として意識して切除を行う。回腸，結腸はそれぞれ自動縫合器で一旦切離しておく（図4）。

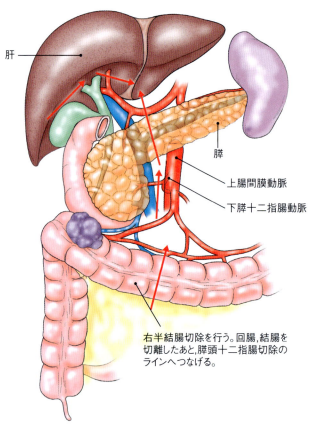

図3 切離ライン

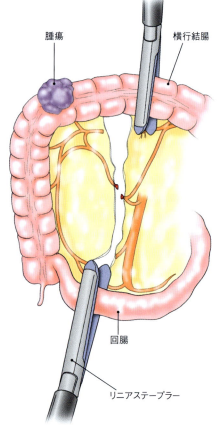

図4 回腸，横行結腸の切離

- 通常は中結腸動脈右枝を切離する右半結腸切除の切離線で切除する。
- 先に結腸を切離した方が，上腸間膜動脈，上腸間膜静脈ともに全長にわたって露出されるので，術野が広がり，ほぼ右半結腸切除を終了する（図5）。

4 膵頭十二指腸切除

- 詳細は『がん研スタイル　癌の標準手術　膵癌・胆道癌』を参照していただきたい[2]。
- 膵頭部は主に，下膵十二指腸動脈と胃十二指腸動脈で栄養されているので，これらを先行して切離するとうっ血が回避でき出血量が軽減できる（動脈先行処理）。

■下膵十二指腸動脈切離，空腸切離

- まずHenleの静脈幹を切離し上腸間膜静脈をテーピングする。上腸間膜静脈を左側に牽引すると膵頭神経叢第Ⅱ部が確認できる。
- 上腸間膜動脈神経叢は温存しつつ下膵十二指腸動脈を根部で結紮切離する。通常第一空腸動脈と共通幹となっていることが多い。温存することも可能である。
- 空腸を第一空腸動脈と第二空腸動脈の間で切離し，Treitz靱帯を切離すると空腸は右側へ展開できる。

手術の注意点	空腸を切離した際，必ず，マーキングをしておく。

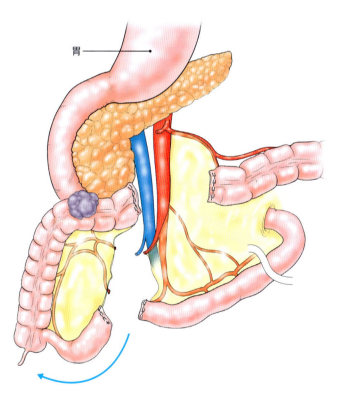

図5 右半結腸切除終了

他臓器合併切除，再建

- がん研有明病院では残存空腸断端を漿膜筋層縫合で補強することで，マーキングとしている（回腸末端はしない）。本術式は小腸の口側と肛門側ともに切離されるので，標本摘出後にどちらが口側かわからなくなることがあるためである（図6）。

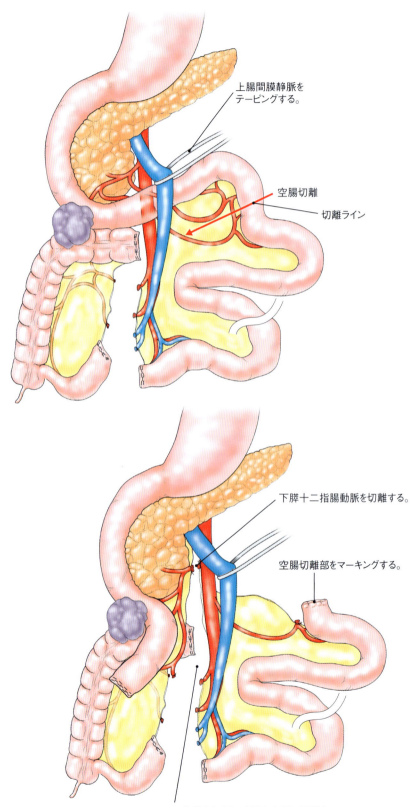

図6 下膵十二指腸動脈，空腸の切離

■十二指腸切離，胃空腸動脈切離，胆管切離

- 十二指腸球部で切離する（全胃温存膵頭十二指腸切除）。
- No.8リンパ節は郭清の必要はないが，総肝動脈を確認し胃十二指腸動脈根部を確実に結紮するためにサンプリング程度に切除する。これにより，ほぼ切除標本の血流は遮断され，うっ血を防ぐことができるので，出血量が軽減される。
- その後，胆嚢を肝臓より外し，胆管を切離する。この際，必ず右肝動脈は確認しておく。
- 膵臓を門脈直上で切離し，門脈から膵頭部を剥離し，最後に膵頭神経叢第Ⅱ部の残りを切離して標本が摘出される（図7）。

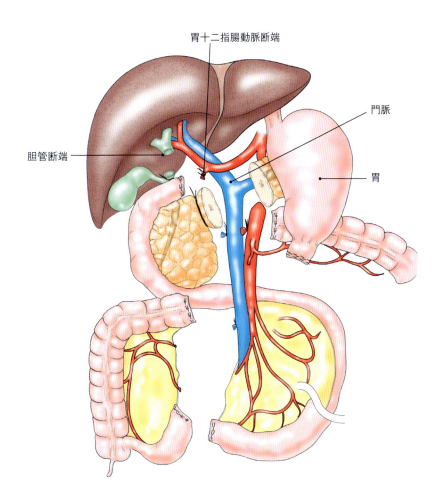

図7 膵頭十二指腸切除終了

5 再建

以下の順序で行う(図8)。

①回結腸吻合

自動縫合器を用いfunctional end to endで行う。

②腸瘻留置

空腸末端より腸瘻を先に留置しておく。約50cmで固定する。膵空腸吻合や胆管空腸吻合に先立って留置する方が簡単である。

③膵空腸吻合

柿田式変法もしくはBlumgart法で行う。膵管空腸粘膜を付加し，4Fr節つき膵管チューブを外瘻とする。

④胆管空腸吻合

5-0モノフィラメント吸収糸で後壁結節(9もしくは13針)前壁連続で吻合する。2.5mm胆管チューブを外瘻とする。

⑤十二指腸空腸吻合

25mm自動吻合器を用い端側で吻合する。吻合部からRoux-en-Y脚までの距離が10cmほどになるようにする。吻合部の出血がないかしっかりと確認する。空腸断端は自動縫合器で閉鎖する。

⑥空腸空腸吻合

最後に空腸空腸吻合を行う。

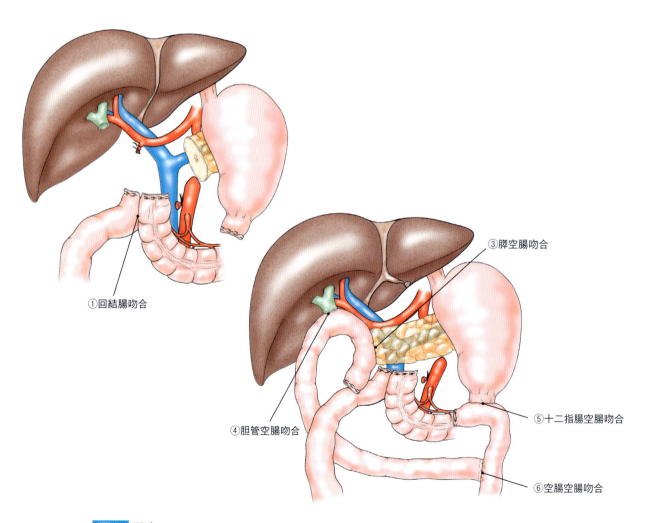

図8 再建

手術のポイント

膵頭十二指腸切除の場合，膵液漏が原因で起きる仮性動脈瘤出血は致命的合併症である。その好発部位である胃十二指腸動脈を，肝円索を用いて被覆することは簡便でよい方法である。図9のように2回ほど巻き，解けないように数針固定する。膵液漏となった際に，胃十二指腸動脈断端からの出血を予防できる。

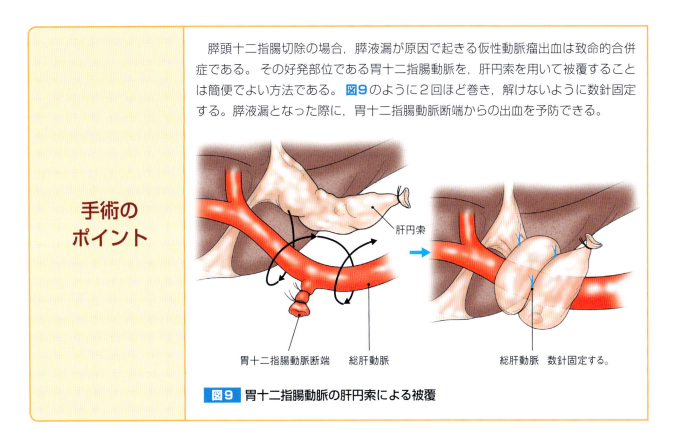

図9 胃十二指腸動脈の肝円索による被覆

6 ドレーン留置，閉創

生理的食塩水5000mlで洗浄した後，Winslow孔に8Frソフトプリーツ，膵上縁に8mmプリーツドレーンを留置し，閉鎖式低圧ドレナージバッグ（クリオドレーンバッグ®）に接続する。

各種外瘻チューブ挿入部の空腸を腹壁にそれぞれ4針ずつ固定し，閉創する（図10）。

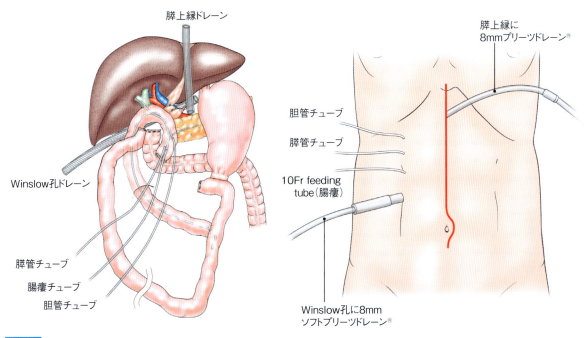

図10 手術終了

術後チェック

- ドレーン排液の性状とアミラーゼ値を測定する。
- 感染が続発する可能性を考慮し,ドレーン抜去まで監視培養を週に1回は行う。排液が減少した場合,腹水や膵液瘻が減少したとも考えられるが,ドレーンの閉塞も考慮しなければならない。
- 感染予防と閉塞予防のため,ドレーンは適宜交換する。術後4日目以降に膵液漏もしくは感染がなければ術後4日目以降に抜去する。
- プロトンポンプ阻害薬は術後から継続して投与する。経口摂取が可能となった後には,内服薬で継続する。
- 経口摂取は術後2日目より水分摂取を開始,術後6日目より流動食から食事を開始する。delayed gastric emptying(DGE)の可能性を考慮し,最初から全量は摂取しないよう指導が必要である。食事が十分になるまでは留置腸瘻より経管栄養を併用する。
- 術後14日目の時点で膵液漏,胆汁漏がなければ膵管チューブ,胆管チューブを順番に抜去する。

右側結腸癌の膵頭部浸潤に対する右半結腸兼膵頭十二指腸切除は遭遇する機会はまれである。本術式は高難度であるが,根治術ができれば予後も良好である。浸潤の可能性がある場合は肝胆膵外科に習熟した医師のバックアップのもと,考慮すべき術式である。

文献

1) Saiura A, et al: Long-term survival in patients with locally advanced colon cancer after en bloc pancreaticoduodenectomy and colectomy. Dis Colon Rectum 2008; 51: 1548-51.
2) 齋浦明夫編: がん研スタイル 癌の標準手術 膵癌・胆道癌, メジカルビュー社, 2015.

他臓器合併切除，再建

2 大腸癌・直腸癌における尿管膀胱合併切除

がん研有明病院泌尿器科・前立腺センター　増田　均，米瀬淳二

適応

- 初発大腸癌・直腸癌の他臓器浸潤例，および局所再発例においても，治癒切除により良好な予後が期待される。
- 適応は外科判断。治癒切除が期待でき，全身状態が手術可能と判断されれば，泌尿器科的に禁忌はない。
- 尿路上皮癌と異なるので，断端陰性が確保できる最低限の切除を基本とする。ただし，炎症と腫瘍の浸潤の明確な肉眼的判断は困難な場合も多い。術中の迅速病理検査も考慮するが，根治性が拡大切除の根幹であるため，迷う場合は膀胱全摘も躊躇しない。
- 骨盤内臓全摘時の尿路再建で，自然排尿型尿路変更術が増加している。外尿道括約筋の機能温存が重要で，前立腺尖部処理に対する術式の共有が必須である。
- 腹腔鏡症例が増加しているため，その際の尿路変更は標本の摘出創（下腹部の5cm）から施行している。

術前チェック

- 画像（CT，MRI），内視鏡（膀胱・尿道鏡），検尿，尿細胞診で評価する。特に，内視鏡で膀胱三角部，尿管口への浸潤を観察する。浸潤例では膀胱全摘が避けられない場合も多い。必要に応じて，術前に尿管ステントを留置する。
- 基本的には腫瘍部位が重要である。S状結腸癌からの浸潤では，膀胱部分切除が可能な場合も多いが，直腸癌からのそれでは膀胱全摘となる可能性が高い。

手術手順

外科医が根治切除を施行し，泌尿器科医が残存組織を利用して尿路再建を行う。術前計画および術中迅速病理検査に基づき，骨盤内臓全摘または膀胱・尿管部分切除を施行する。膀胱はかなり容量が小さくなっても回腸利用膀胱拡大術が可能である。三角部への浸潤が明らかでなければ，膀胱壁切除部が広範でも，三角部を残して本術式を施行する。

【骨盤内臓全摘＋回腸導管または回腸新膀胱造設】
1. 背静脈群（DVC；dorsal vein complex）の処理
2. 尿道の離断
3. 回腸導管造設術
4. 自然排尿型尿路変更術（主に回腸新膀胱としてStuder法）
5. ストマ作成または尿道吻合

【膀胱部分切除±尿管合併切除】
1. 膀胱浸潤部以外の腫瘍剥離
2. 膀胱と腹膜の剥離，尿管の剥離
3. 腫瘍と離れた部位での膀胱壁の切開
4. 腫瘍浸潤部と尿管口を確認
5. 粘膜面から切開。尿管口を含む場合は，一緒に切除
6. 尿管切断
7. 膀胱壁の二層縫合
8. 尿管膀胱新吻合（Psoas hitch法またはBoari法）

【回腸利用膀胱拡大術】
1. 膀胱壁の切除
2. 回腸の遊離，脱管腔化，回腸プレートの作成
3. 回腸パウチの形成および膀胱との吻合

他臓器合併切除，再建

手術手技

【骨盤内臓全摘＋回腸導管または回腸新膀胱造設】

1 背静脈群(DVC；dorsal vein complex)の処理

- 外尿道括約筋機能温存のため，前立腺尖部処理は解剖に従って行うことが重要である。
- 骨盤底筋膜温存を意識して，直腸前脂肪を確認しながら，前立腺側方を尖部に向かって剥離。恥骨尾骨筋の存在で進めなくなったら，視野を恥骨前立腺靱帯に移し，靱帯の外側に空間を作成して(無血管野)，恥骨尾骨筋を挟み込み，ベッセルシーリングシステムで切断する。これで，前立腺尖部から尿道にわたる形状がはっきりする(図1)。
- 次に手前のDVCをアリス鉗子で挟み，2針ほど結紮する。
- 鉤で前立腺を手前に引出しつつ，下方に圧排し，DVCを鑷子で把持して二重に針糸を縫合する。針糸を持ち上げながら(結紮しない)，DVCを切断する(図2)。

> **手術のポイント**　結紮すると尖部形態が崩れてしまうので，牽引しながら，切離縁を確認しつつ切開しつつ，出血したところに運針を追加するのが合目的である。

- DVCは，尿道の上方だけに存在するわけではなく，弧状に取り巻いて存在するので，最初の水平方向の運針では処理されていない2時，10時方向あたりから出血する。出血がみられたら，縫合を追加する。

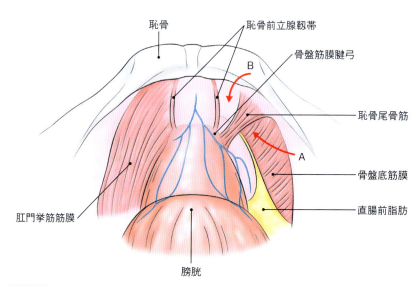

図1 前立腺の解剖

右側は肛門挙筋筋膜に覆われた状態。同筋膜を膀胱頸部付近で剥がす(または切開する)と直腸前脂肪と骨盤底筋膜がみえるので，鈍的または鋭的に前立腺尖部に向かって剥離すると，必ず恥骨尾骨筋で進めなくなる(矢印A)。ここで，恥骨前立腺靱帯周囲の脂肪を丁寧に外して，その外側にメッツェンバウム剪刀または電気メスの尖端を入れて(同部位には無血管野が存在する)，可能な範囲で剥離する(矢印B)。ただし，DVCの静脈が近傍を走行しているので無理はしない。恥骨尾骨筋を挟んでシーリング，切断する。挟む距離がうまくとれないときは，恥骨尾骨筋直上の筋膜のみを切開して，手前から筋束を分けて切断してもよい。その後に，靱帯を可及的に切断すると，前立腺尖部から尿道の形状が明瞭となる。

2 大腸癌・直腸癌における尿管膀胱合併切除

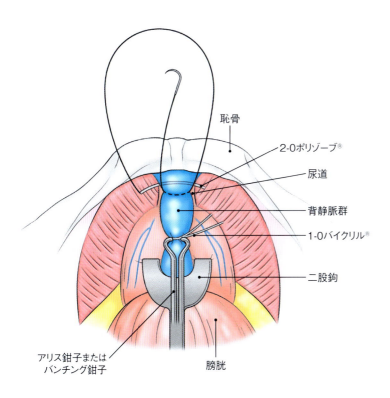
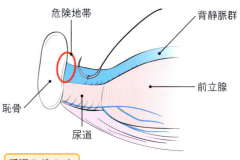

手術のポイント

骨盤壁近くまで深く大きく針糸をかけると安全に思えるが，逆である。尿生殖隔膜内を横走する内陰部静脈の枝を損傷する可能性がある。針糸をかけると，さらに裂けて出血する。ソフト凝固でずらしながら止血し，止血綿（インテグラン®など）をあてる。

図2　DVCの処理

手前（近位）のDVCをアリス鉗子またはバンチング鉗子で挟み，その前後付近に2針ほど1-0バイクリル®で針糸をかける。遠位（尿道近く）のDVCは，鉗子で挟まずに（形状がわからなくなる），鑷子で把持して，DVCと前立腺尖部の境界を脇から確認して，2-0ポリゾーブ®で二重に針糸を縫合（θ型）し，針糸を持ち上げながら（結紮しない），DVCをメッツェンバウム剪刀で切断しはじめる。二股鉤やガーゼスティックで前立腺を手前に引き出しつつ，下方に圧排しながら行うのがコツである。また，針糸を深くはかけない。

> **手術の注意点**
>
> この際に，出血部位に浅く，ポイントでかける（**図3A**）。骨盤壁に大きく，深く針糸をかけると，骨盤壁内に隠れている内陰部静脈の分枝を損傷する。

- 前立腺側の出血はソフト凝固で止血する。直リスター鉗子でDVCを挟みながら，少しずつ切断する方法もある。
- 腹腔鏡下では，手順はほぼ同様であるが，DVCを二重に縫合・結紮後に，気腹圧を15cmH2Oに上げて切断する。動脈が含まれており，バイポーラーで止血がときに必要になるが，出血はほとんどみられない。自動縫合器でDVCを切断する方法も報告されている。
- 尿道を巻き込まないことが重要で，挟む前にバルーンの可動性を確認する。
- 前立腺側の出欠はソフト凝固で止血する。DVC側からの出血が激しくコントロールできないときは，やみくもに針糸や鉗子をかけない。①DVCの部位に相当する会陰部を指で圧迫する，②尿道バルーンを尿道金属ブジーにかえて，情報に向けてDVCを圧迫する，③頭低位にする（静脈灌流を減らす），など工夫する。出血が減ったところで，出血点を確認して，直リスター鉗子でDVCを挟む。上方から縫い込んで止血する。それでも止血できない場合は，会陰部側から直針を骨盤内に誘導して，また骨盤内から会陰部に戻す。出血点周囲の組織全体を結紮する方法で，会陰部では糸が皮膚にめり込まないようにネラトンカテーテルに糸を通してアンカーとする。

- 最初から，直リスター鉗子でDVCを挟みながら少しずつ切断する方法もある。
- 腹腔鏡下では，頭低位として気腹圧を15cmH$_2$Oに上げて，DVCを二重に縫合・結紮後に切断する。ときに動脈が含まれており，バイポーラーで止血が必要となるが，DVCからの出血はほとんどみられない。切断後に縫合を追加する。ロボット支援手術では無結紮でDVCを切断するが，これは縫合がきわめて容易なためで，通常の腹腔鏡では，DVCの結紮を先行させた方がよいと思われる。
- 自動縫合器でDVCを切断する方法も報告されている。エンドGIA™（Tri-staple™，purple-45mm，Covidien社）が適している。尿道を巻き込まないことが重要で，挟む前にバルーンの可動性を確認する。外科医には応用しやすい術式と思われる。

2 尿道の離断

- 二股鉤で前立腺を背側に圧排し，DVCの切開を進め，外尿道括約筋が確認できたら，尿道脇のlateral pelvic fasciaをハサミで剥離して，シーリングして切断する（図3B）。
- 尖部と尿道を露出して，尿道のみを血管テープなどで確保し，切断する。
- 最後にデノビエ筋膜の付着部を切断して，標本を摘出する。

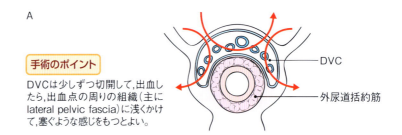

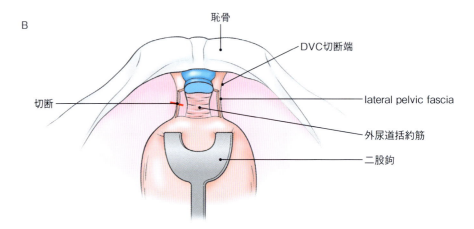

図3 DVCの切断，尿道の露出，切断

A
DVCは尿道を弧状に取り巻くので，水平方向の運針では処理できず，脇から出血する。その部位に浅く，ポイントでかける。既出の理由で骨盤壁に大きくかけることはしない。
B
前立腺側の出血はソフト凝固で止血。外尿道括約筋がみえたら，脇のlateral pelvic fasciaとの間を剥離して，シーリング切断する。その後，尿道を直角鉗子で拾い切断する。

3 回腸導管造設術

- 男性では，なるべく回腸新膀胱を作成する。女性では，直腸癌で，多くの場合で腟，子宮も合併切除されているため，後方の支えもなく，新膀胱の排尿トラブルが多いため，新膀胱より回腸導管を勧めている。
- 腹腔鏡手術の場合は，標本を取り出す下腹部小切開創（5cm程度）を利用する。
- ウーンドリトラクター®のMを装着する。前もって，尿管には6FrのシングルJカテーテルを留置しておき，左右の区別がつくように色違いにし，かつ片方の断端を斜めに切断している。
- 骨盤内臓全摘の場合は，遮る腸間膜がほとんどないので，左尿管を右骨盤腔に導くのは容易である。回腸切断，回腸吻合，ストマ作成は割愛する。

回腸導管における導管尿管吻合（Nesbit法）

- 基本的には，左右ともNesbit法で縫合する。左の尿管が短い場合や水腎症で径が太い場合には，導管口側に蓋をするように被せるWallace法を用いる（**図4**）。
- 導管尿管吻合部の予定位置は左尿管が導管口側より約2cm，右尿管はさらに2cmの位置とする。両側尿管前面を5mm程度spatulateする。3針の縫合（4-0バイクリル®）で，吻合の後壁を確実に作る。
- 初めに，尿管の12時と導管吻合部の6時の吻合を確実に行う（**図4A**）。尿管の内→外→導管の外→内で，内側に結び目がくるように吻合すると容易である。
- 結石ができた経験はなく，外側にあえて結び目をつくる必要はない。この両側に外側に結び目がくるように針糸をかける（尿管の外→内→導管の内→外）（**図4B**）。これで後壁ができる。
- 尿管カテーテルを挿入し，導管側粘膜に3-0ラピッドバイクリル®で固定する（**図4C**）。
- 接した尿管壁と導管壁を，腸管粘膜を中に入れるように結節縫合していく（**図4D**）。尿管粘膜が過剰に余る場合はトリミングする。watertightにしっかり縫合することが重要である。

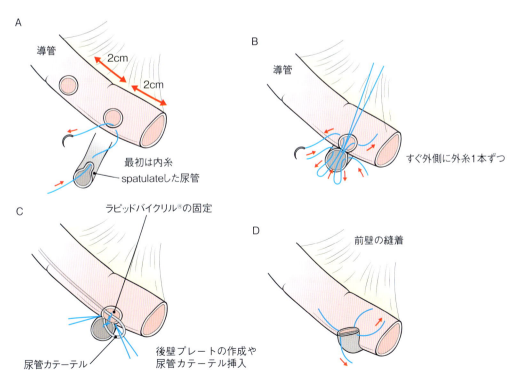

図4 回腸導管における尿管・導管吻合（Nesbit法）

手術の コツ	Nesbit法のコツは，尿管のスリットを入れた部位と導管の切開面の6時を4-0バイクリル®で内外→外内で全創縫合し，内糸で結紮する。そのすぐ両脇に外内→内外で全創縫合を追加する。後壁作成のイメージである。Single Jステントを挿入して，回腸導管粘膜に3-0ラピッドバイクリル®で固定する。次に12時を縫合し，watertightになるように適宜結節縫合を追加する。

■回腸導管における導管尿管吻合（Wallace法）

- 左側が水腎症の場合は，Wallace法で，口径を合わせ，2本の針糸をかけて，両側壁とも連続縫合する（図5）。
- 左尿管を大きくspatulateして，導管と口径を合わせ，上下に2本の針糸をかける（図5A）。
- 上側の糸を結紮し（図5B），その針糸で片側を連続縫合して（図5C），結紮した下糸と結ぶ。下糸で，反対側を連続吻合する。
- 水腎症で拡張した尿管では，spatulateは不要。

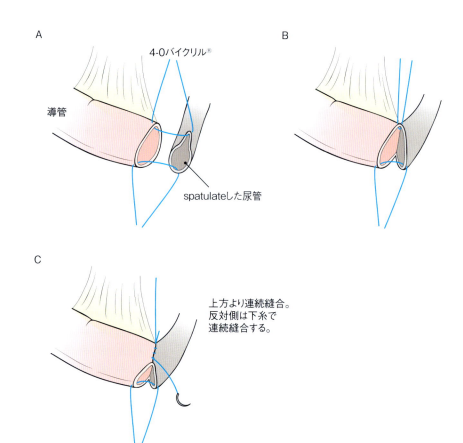

図5 回腸導管における尿管・導管吻合（Wallace法）

4 自然排尿型尿路変更術（主に回腸新膀胱としてStuder法）

- 60cmの回腸をreservoirおよびafferent limbとして利用する（図6）。

| トラブル
シューティング | 腸間膜が短い場合は，骨盤までreservoirが下りない可能性があるので，腸切する前にシミュレーションする。無理な場合には，回腸導管とする。術前に必ず説明しておく。 |

- 糞側から45cmの腸管を脱管腔化し，N型またはU型に並べて，隣接する回腸切開縁を3-0バイクリル®で全層連続縫合して，reservoir後壁を作成する。
- ゆるみが生じないように，インターロックを適宜追加する。

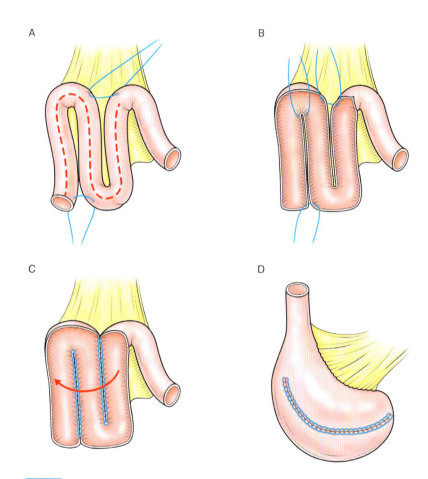

図6 Studer法のリザーバー造設

60cmの回腸をreservoirおよびafferent limb（15cm）として利用する。

A
糞側から45cmの腸管を脱管腔化し，N型（15cm×3）に並べる。U型にする場合は55cmで，40cm（20cm×2）でreservoir，15cmでafferent limbとする。
B
先にコーナーを3-0バイクリル®で結紮して，隣接する回腸切開縁を同糸で全層連続縫合し，reservoir後壁を作成。コツは，縫合ラインの真ん中をアリス鉗子で把持して，腸管のたわみをとりながら行う。
C, D
afferent limbを右側に倒すように，reservoirの底部，頂部，前面の閉鎖を行う。尿管との吻合部が後腹膜になるように（消化管の背側），reservoirを作成する。

他臓器合併切除，再建

- afferent limbを右側に倒すように，reservoirの底部，頂部，前面の閉鎖を行う。底部の最下端部に内尿道口を作成する。
- メッツェンバウム剪刀で小孔を開けて，腸粘膜を外翻しつつ全周を全層連続縫合（インターロック）でかがり縫いをしている。外尿道口の補強，吻合部の漏斗化が目的である。
- 回腸導管と異なり，解剖学的に尿管導管吻合で右が口側，左が糞側となる。ときに，右尿管はafferent limbの口にWallace法で吻合している（図7）。
- 吻合は，18Frのバルーンを挿入して，尿道に6針，尿道裏の組織（デノビエ筋膜断端）に大きく1針かけて，新膀胱と縫合している（計7針）。
- ウーンドリトラクター®のMにグローブをつけて，再度気腹して，縫合も可能である。

5 ストマ作成または尿道吻合

- 腸管をストマとして十分に引き出すために，腹腔鏡下骨盤内臓全摘を施行する際は，気腹時に上行結腸外側をなるべく切り上げておくのがコツである。

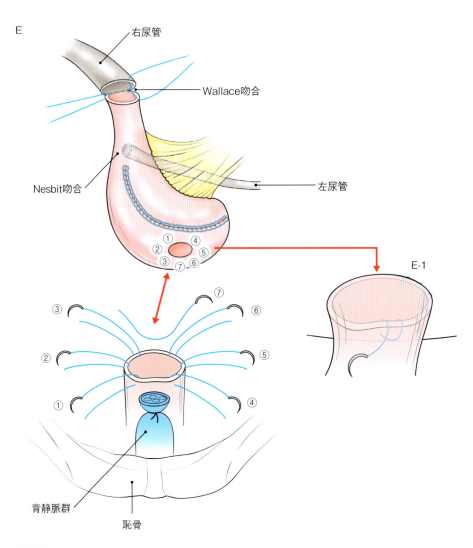

図7 尿管，尿道と新膀胱の吻合

底部の最下端部に，縫合ラインを避けて内尿道口を作成。メッツェンバウム剪刀で小孔を開けて，腸粘膜を外翻しつつ全周を全層連続縫合（インターロック）で，かがり縫い（E-1）。回腸導管と異なり，解剖学的に尿管導管吻合で，右が口側，左が糞側。ときに，右尿管はafferent limbの口にWallace法で吻合。新膀胱尿道吻合は，18Frのバルーンを挿入して，尿道に6針（①〜⑥），尿道裏の組織（デノビエ筋膜断端）に大きく1針（⑦）かけて，新膀胱と縫合している（計7針）。

【膀胱部分切除 ± 尿管合併切除】

膀胱部分切除の多くは，S状結腸癌，まれであるが虫垂癌からの浸潤などで，ときに膀胱結腸瘻になっている．消化器外科によるS状結腸の直腸側と下行結腸の切断後などにも行う．

1 膀胱浸潤部以外の腫瘍剥離

外科にて施行する．

2 膀胱と腹膜の剥離，尿管の剥離

精管は，膀胱と腹膜の剥離のメルクマールとなる．腫瘍に近接する側の尿管を確保して，膀胱近傍まで剥離しておく．

3 腫瘍と離れた部位での膀胱壁の切開（図8）

- 膀胱内に空気を入れて，腫瘍と離れた部位で膀胱壁を開放する（図8A）．

4 腫瘍浸潤部と尿管口を確認

- 腫瘍浸潤部と尿管口を確認する（図8B）．
- 近接している場合は，尿管に尿管ステントやアトム多用途チューブを挿入する．
- 腫瘍浸潤部に向かって，膀胱壁を切開する．

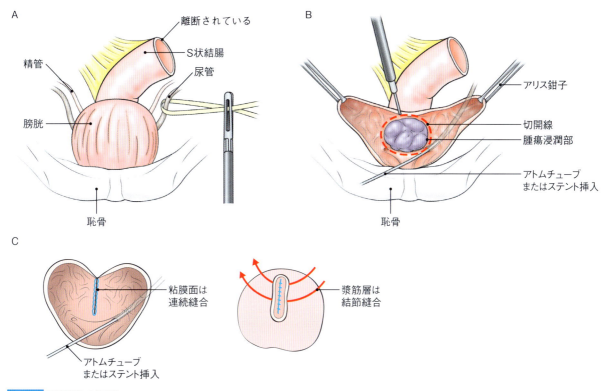

図8 膀胱壁の切開

A
左右の精管を剥離すると，膀胱と腹膜の剥離ラインがわかる．腫瘍に近接する側の尿管を膀胱近傍まで剥離しておく．
B
膀胱内に空気を入れて，膀胱前壁を切開．腫瘍浸潤部と三角部，尿管口を確認する．尿管に尿管ステントやアトム多用途チューブを挿入する．腫瘍浸潤部に向かって，膀胱壁を切開する．腫瘍周囲にマーキングして，粘膜面から切開．迅速病理診断で断端陰性を確認する．
C
膀胱壁は二層縫合する．漿筋層は結節縫合し，尿管を巻き込んでいないことを確認する．内面の粘膜は連続縫合する．
術前に水腎症があり，尿管浸潤が疑われていた場合や，塑造粘膜が尿管口を含む場合は，一緒に切除し，尿管を切断する．

5 粘膜面から切開。尿管口を含む場合は，一緒に切除

- 粘膜面から切開。迅速病理診断で断端陰性を確認する。

6 尿管切断

- 術前に水腎症があり，尿管浸潤が疑われていた場合や，塑造粘膜が尿管口を含む場合は，一緒に切除し，尿管を切断する。

7 膀胱壁の二層縫合

- 膀胱壁は二層縫合する。漿筋層は結節縫合し，尿管を巻き込んでいないことを確認する。内面の粘膜は連続縫合する。

8 尿管膀胱新吻合（Psoas hitch法またはBoari法）（図9）

- 下部尿管の不足分を補う術式の選択は，欠損部の長さで決定する。
- 膀胱部分切除後でもあるので，直接膀胱尿管新吻合法は困難な場合が多い。

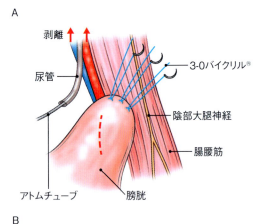
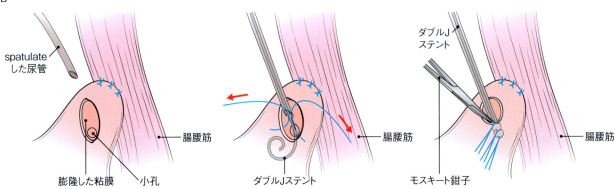

図9 Psoas hitch法

A
腫瘍摘出後の状態。尿管にアトム多用途チューブなどを挿入し，尿管を頭側に剥離。膀胱先端部に，3-0バイクリル®を3針かけて腸腰筋に結節縫合固定する。陰部大腿神経損傷に注意する。

B
①：2cmほど粘膜を残して前壁の漿筋層を切開する。粘膜先端部に小孔を開ける。
②：spatulateした尿管を小孔と吻合しながら，ダブルJステントを挿入。
③：粘膜下トンネルを作成すべく，漿筋層を結節縫合で覆う。モスキート鉗子などを尿管の上に置いて縫合することで，締めすぎを防ぐ。

- 10cm未満であれば，Psoas hitch法が可能である．ただし，萎縮膀胱では施行が難しい．萎縮膀胱では，回腸利用膀胱拡大術を施行し，同膀胱に尿管吻合したほうがよい．
- 尿管を上方に剥離し，必要に応じて，腎周囲まで剥離すれば吻合に余裕ができてくる．

> **手術のコツ**
>
> 尿管の剥離の際は，尿管の血流が最も重要なので，尿管鞘を傷つけず，剥離するのがコツである．また反対側の骨盤底筋膜を剥離することで，膀胱の可動性も増す．

- 膀胱前壁で管腔を形成するBoari法まで行うことはきわめてまれである．
- psoas hitch法では，3針ほど膀胱先端部を腸腰筋前面に結節縫合固定する．その後に，膀胱前壁に尿管を吻合する．
- 漿筋層を切開して，3cmほどの膀胱粘膜を出して，先端に粘膜孔を作り，尿管ステントを挿入した尿管を吻合したあと，漿筋層で被い粘膜下トンネルとする．

> **手術のポイント**
>
> 細い鉗子を尿管との間に入れて縫合することで，締め過ぎを防ぐ．

> **手術の注意点**
>
> 術後狭窄の危険因子は，照射の既往，尿管の血行障害，吻合部の過緊張であることを常に意識して，尿管，膀胱ともに十分な余裕が得られるような血行を意識した剥離を行うことが重要である．

【回腸利用膀胱拡大術】

1 膀胱壁の切除

- 主にS状結腸癌からの浸潤で,浮腫も広範な場合には三角部を残して,膀胱壁を広範に切除する。

2 回腸の遊離,脱管腔化,回腸プレートの作成

- 約40cmの回腸を遊離する(図10A)。膀胱まで緊張なく届く部位を選択する。
- 新膀胱と同様に,腸間膜付着部と反対側の腸管壁を電気メスで切開し,脱管腔化する。
- U字型にして,内側を3-0バイクリル®で縫合し,プレートを作成する(図10B)。

3 回腸パウチの形成および膀胱との吻合

- U字プレートの左右を縫合して,膀胱断端とも3-0バイクリル®で連続縫合する。ゆるみが生じないように,インターロックを適宜追加する(図10C)。
- 生理食塩水で膀胱洗浄し,もれがないことを確認する。

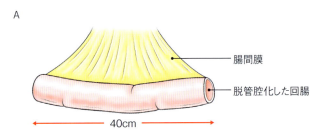

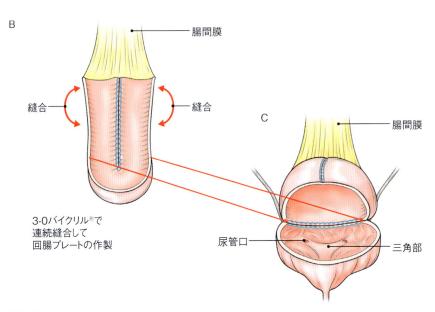

図10 回腸利用膀胱拡大術

A
回盲部より約15cmの部位より,40cmの回腸を遊離。脱管腔化する。
B
脱管腔化した回腸をU字型にして,内側縁を3-0バイクリル®で縫合する。
C
回腸プレートの下縁を膀胱後壁と連続縫合する。左右断端を縫合して,前方に折りたたみ,残った部分を膀胱前壁と縫合する。左右対称に臨機応変に行うこと,全層一層連続縫合で,ときどきインターロックしながら,しっかり縫合することが重要である。

Ⅴ. その他の手術

1. 大腸癌局所再発に対する腹腔鏡手術成績

2. 大腸腫瘍に対する腹腔鏡・内視鏡合同手術（LECS-CR；laparoscopy endoscopy cooperative surgery）

その他の手術

1 大腸癌局所再発に対する腹腔鏡手術成績

がん研有明病院消化器センター大腸外科　長嵜寿矢，秋吉高志

背景

　Japanese Society for Cancer of the Colon and Rectum (JSCR) Guidelines 2014[1])によると，大腸癌の局所再発率は4.0％であり，結腸癌1.8％，直腸癌8.8％で有意に直腸癌に多い($p=0.0001$)。がん研有明病院ではリンパ節転移を伴うStage Ⅲ結腸癌の局所再発率が2％[2])，下部進行直腸癌(clinical stage Ⅱ／Ⅲ)に対しては術前化学放射線療法(CRT；chemoradiotheray)と画像診断に基づいた選択的側方リンパ節郭清を行うことで，局所再発率は5.8％である[3])。集学的治療を用いることでがん研有明病院における直腸癌の局所コントロールは良好であるが，局所再発例に対する治療方針については症例ごとの検討を要する。直腸癌局所再発症例に対する治療方針決定に影響を及ぼす因子として，再発部位や周囲臓器への浸潤の程度，臓器／機能温存の可否，前治療の影響など(原発巣に対する手術術式や術前CRTの有無等)が挙げられる。がん研有明病院では直腸癌局所再発例に対しても可能であれば腹腔鏡下にサルベージ手術を行っている[4,5])。本稿では直腸癌局所再発に対する腹腔鏡手術の治療成績を開腹手術と比較して提示する。なお，再発症例に対する腹腔鏡下骨盤内臓全摘術も経験しているが[6])，手術手技については，直腸癌の手術6　骨盤内臓全摘術(p.119～)を参照されたい。

治療戦略

　図1にがん研有明病院における直腸癌局所再発に対する治療戦略を示す。原発巣に対して術前CRT未施行の局所再発例には，基本的にCRTを施行後，手術を行っている(図2)。

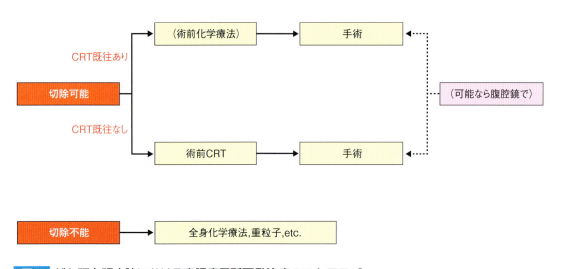

図1　がん研有明病院における直腸癌局所再発治療のストラテジー

1 大腸癌局所再発に対する腹腔鏡手術成績

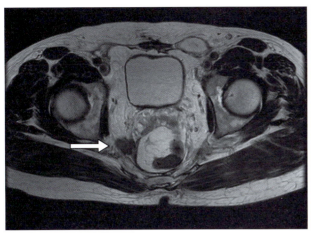
CRT前

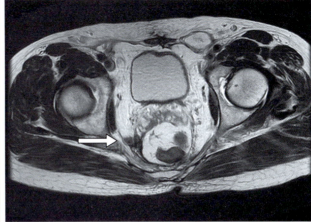
CRT後

図2 右側方リンパ節再発症例（MRI）

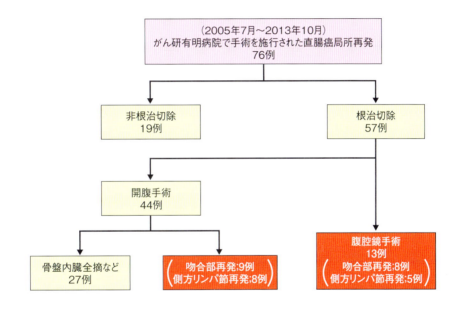

図3 対象症例

対象と方法

対象は2005年7月〜2013年10月に直腸癌局所再発に対して手術を施行された76例のうち，腹腔鏡下に切除された13例（吻合部再発8例，側方リンパ節再発5例）を対象とした（図3）。同時期に吻合部再発および側方リンパ節再発に対して，開腹にてサルベージ手術を施行した17例と臨床病理学的因子，術後短期・長期成績について比較検討した。なお，すでに再発例に対する腹腔鏡下骨盤内臓全摘術[6]について報告しているが，今回の検討期間には含まれていない。

その他の手術

腹腔鏡群13例と開腹群17例の臨床的背景因子を**表1**に示す。ASAスコアⅡ症例が腹腔鏡群で多い傾向にあったが有意差はなかった。他の因子についても両群間に有意差を認めなかった。

周術期成績について**表2**に示す。手術時間は腹腔鏡群で有意に長く，出血量は少ない傾向にあった。腹腔鏡群では全例切除断端陰性であった。1例（7.7％）で開腹移行となったが，この症例は他施設における原発巣手術後，縫合不全のため汎発性腹膜炎をきたし，開腹ドレナージ術等を施行されていた。再発に対する手術時，著明な癒着を認め，すみやかに開腹移行とした。

術後短期成績について**表3**に示す。排ガス・排便・食事摂取までの期間は腹腔鏡群で有意に短かった。術後の合併症率，在院日数に差を認めなかった。

表1 原発及び再発直腸癌手術時患者背景因子の比較

	腹腔鏡群(n=13)	開腹群(n=17)	p値
性別			0.9359
男性	9	12	
女性	4	5	
原発巣手術時年齢（範囲）	58(45-77)	63(34-78)	0.8834
原発部位			0.5754
上部直腸（肛門縁から10〜15cm）	1	2	
中部直腸（肛門縁から5〜10cm）	10	10	
下部直腸（肛門縁から5cm以内）	2	5	
原発手術術式			0.7125
開腹手術	6	9	
腹腔鏡手術	7	8	
病理学的進行度			0.7108
Ⅰ	2	4	
Ⅱ	4	3	
Ⅲ	6	7	
Ⅳ	1	3	
原発巣術後補助化学療法			0.7125
有	6	9	
無	7	8	
局所再発手術時年齢（範囲）	62(48-77)	64(37-80)	0.8834
Body mass index, kg/m^2,（範囲）	22.1(17.7-32.1)	23.0(17.6-32.1)	0.7064
ASAスコア			0.0606
Ⅰ	2	8	
Ⅱ	11	9	
原発巣手術から局所再発手術までの期間			0.9499
1年以内	2	3	
1〜3年	7	12	
3〜10年	4	2	
局所再発部位			0.5344
吻合部	8	8	
側方リンパ節	5	9	
局所再発手術前治療			0.0785
有	8	5	
化学放射線療法	6	2	
全身化学療法	1	2	
全身化学療法＋化学放射線療法	0	1	
全身化学療法＋短期放射線療法	1	0	
無	5	12	

ASA : American Society of Anesthesiologists classification

術後長期成績を図4に示す。平均観察期間は47.4カ月。腹腔鏡群と開腹群で3年の全生存率(88.9% vs. 64.2%, p=0.3461)，無再発生存率(61.5% vs. 58.8%, p=0.9924)ともに差を認めなかった。

表2 サルベージ手術時周術期患者背景および手術成績の比較

	腹腔鏡群(n=13)	開腹群(n=17)	p値
手術術式			0.7549
前方切除	1	4	
直腸切断	4	3	
括約筋間切除	2	0	
Hartmann手術	1	1	
片側側方リンパ節郭清	5	8	
両側側方リンパ節郭清	0	1	
合併切除(骨盤内隣接臓器)			0.8911
骨盤神経叢	3	4	
精囊	4	3	
膣	1	1	
内腸骨動脈	3	5	
合併切除(骨盤外臓器)			0.9999
肝臓	1	1	
傍大動脈リンパ節	1	0	
手術時間, 分(範囲)	381(227-554)	241(125-694)	0.0024
出血量, ml(範囲)	110(60-800)	450(25-1600)	0.0752
輸血	1	2	0.7125
開腹移行	1	-	-
病理学的切除断端			
陰性	13	16	0.9999
陽性	0	1	

表3 サルベージ手術後短期成績の比較

	腹腔鏡群(n=13)	開腹群(n=17)	p値
術後排ガスまでの期間, 日(範囲)	1(0-3)	2(1-5)	0.0390
術後排便までの期間, 日(範囲)	2(1-3)	5(1-11)	0.0012
術後食事開始までの期間, 日(範囲)	2(2-8)	5(2-14)	0.0030
術後合併症	4(30.8%)	4(23.5%)	0.6976
手術部位感染	1	2	
ストマ出口腸閉塞	1	1	
膀胱瘻	1	0	
閉鎖神経麻痺	1	0	
脳梗塞	0	1	
術後在院日数, 日(範囲)	15(8-70)	14(8-39)	0.4011

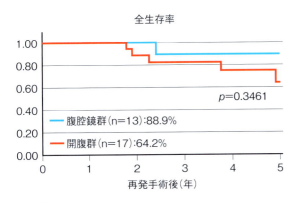
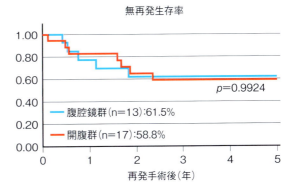

図4 術後長期成績

その他の手術

おわりに

　がん研有明病院における直腸癌局所再発症例（吻合部再発，側方リンパ節再発）に対する腹腔鏡下サルベージ手術の短期・長期成績を開腹手術症例と比較した。術後合併症率や在院日数に差はなく，術後3年の予後も同様であった。手術時間は腹腔鏡群で長いものの，術後腸管蠕動回復に要する期間は有意に短く，原発大腸癌手術時にみられる腹腔鏡手術の利点が，再発手術においても保たれていた。直腸癌局所再発に対する手術の可否や術式の選択については症例ごとに詳細な検討が必要であり，腹腔鏡手術で行う場合には手技的な習熟度についても考慮するべきである。大腸癌局所再発に対する腹腔鏡手術の有用性については，今後もさらなる検討が必要であるが，近接拡大視効果による利点は大きく，とりわけ直腸癌局所再発手術時の狭い骨盤内で最大限発揮される。腹腔鏡下大腸癌手術の十分な経験を積んだ外科医であれば，腹腔鏡手術は局所再発に対する手術オプションの1つとして考慮してもよいと思われる。

文献

1) Watanabe T, et al: Japanese Society for Cancer of the Colon and Rectum (JSCR) Guidelines 2014 for treatment of colorectal cancer. Int J Clin Oncol 2015; 19: 207-39.
2) Nagasaki T, et al: Prognostic impact of distribution of lymph node metastases in stage III colon cancer. World J Surg 2015; 39: 3008-15.
3) Akiyoshi T, et al: Selective lateral pelvic lymph node dissection in patients with advanced low rectal cancer treated with preoperative cheomradiotherapy based on pretreatment imaging. Ann Surg Oncol 2014; 21: 189-96.
4) Akiyoshi T, et al: Laparoscopic salvage lateral pelvic lymph node dissection for locally recurrent rectal cancer. Colorectal Dis 2015; 17: 0213-6.
5) Nagasaki T, et al: Laparoscopic salvage surgery for locally recurrent rectal cancer. J Gastrointest Surg 2015; 18: 1319-26.
6) Akiyoshi T, et al: Laparoscopic total pelvic exenteration for locally recurrent rectal cancer. Ann Surg Oncol 2015; 22: 3896.

その他の手術

2 大腸腫瘍に対する腹腔鏡・内視鏡合同手術
(LECS-CR ; laparoscopy endoscopy cooperative surgery)

がん研有明病院消化器センター大腸外科　福長洋介

　大腸領域における腹腔鏡・内視鏡合同手術(LECS)はいまだ発展途上であり，実際全国的にも普及はしていない。一方海外からは，すでに2000年にはこれと同じような手技としてlaparoscopic-assisted colonoscopic polypectomyという形で報告され[1]，最近でもドイツのWinter[2]やWilhelm[3]，アメリカのYa[4]らがcombined laparoscopic colonoscopic approachとしてその有用性を報告している。しかし，これらの報告はいずれも，内視鏡下のポリペクトミーの手技で切除する際に腹腔鏡でアシストする，あるいは内視鏡下に確認しながら腹腔鏡用の器械で切除するという手技で，胃の領域でHikiら[5]が報告したLECSとは手技が異なる。対象としている疾患は大きな腺腫で内視鏡的切除が困難なものとされている。胃粘膜下腫瘍に対するLECSでは，内視鏡的粘膜下層剥離術(ESD；endoscopic submucosal dissection)の手技を用いて，腫瘍から過不足のない必要十分な切除範囲を設定するというのが特徴である。

　純粋にLECSという名称をそのまま手技の代表とするにはかなり広義であり，上記の海外からの腹腔鏡でサポートして内視鏡手技を行うものすべてを含んでもよい。ただ過不足のない腸管切除を最大のメリットとしてこの手技を行うのであれば，内視鏡で腫瘍をみながら切除線を正確に決定して，なおかつ全層切除を行った後に安全に腹腔鏡で腸管欠損部を縫合閉鎖する方法がよいと考える。現にこれまでの海外からの諸報告は，局所再発率が高く，術後合併症率も高いという結果である。

　そこでわれわれは，ESDの手技を用いて過不足のない必要十分な切除範囲を決定し，腸管をsegmentに切除するのではなく，腫瘍の部位のみを楔状に切除する方法を大腸腫瘍に応用した[6]。その適応や手技について解説する。

適応症例

　大腸腫瘍において手術(切除)の適応となるものは，上皮性のものであれば癌と腺腫，粘膜下腫瘍の形態をとる間質性のものでは，カルチノイド，平滑筋肉腫，GISTなどである。粘膜下腫瘍は，術前の画像診断のみでは確定診断がつきにくく，多くのものは確定診断を得るためにも切除の適応となる。上皮性のものに関しては，ほとんどの腺腫は近年のわが国でのESDの手技の発展に伴い内視鏡的切除の適応となる。また粘膜下層深部浸潤以深の癌はリンパ節転移の可能性が10％を超えてくるため，リンパ節郭清を伴う腸管切除(従来からの癌に対する根治手術)，すなわち外科的根治術の対象となる。以上より，上皮性腫瘍で大腸LECSの適応となるものは，ごくわずかの内視鏡的治療(主にESD)困難症例となる。

　ESDの技術は高度であり，施設間での適応基準や治療成績が統一されておらず，平成23年度までは高度先進医療が認可されている限られた施設でのみ施行されるのが現状であった。わが国では，大腸癌研究会プロジェクト委員会による多施設共同研究での20mm以上の大腸腫瘍の治療成績がまとめられている[7]。それによると全体の穿孔率は2％で緊急手術は0.2％と低いものの，内視鏡治療を困難にする因子として腫瘍径が40mm以上，深部大腸に局在するため内視鏡操作性が悪いものやpoor-liftingな病変[8]が挙げられている。

EMRおよびESD困難例として，病理組織学的診断にかかわらず高度な線維化を有する例，憩室の合併も大きく関与してくる．治療困難例が問題となる最大の理由は，手技的難易度が高く手術時間が長時間に及ぶこと，ならびに偶発症高危険群に属することである．内視鏡治療では，二大偶発症である穿孔や出血の発症率を低率に抑え，正確な病理組織学的評価に耐えうる標本を根治的に一括切除することが理想である．

がん研有明病院および関連施設の大腸ESD384例，およびEMR・EPMR4,393例の成績では，ESDの偶発症は穿孔：1例（0.26％），線維化例，止血術を要した出血：2例（0.52％）で，EMR・EPMRは穿孔：8例（0.18％），出血：32例（0.72％）で，特に穿孔の頻度はわが国において最も少ない[9]．しかし，一括切除率をみると非線維化例では97.1％であるのに対し線維化例では77.9％と有意に低下しており，ESDによる内視鏡的一括切除は，特に線維化例において限界があることが明らかにになりつつある．また，ESDを完遂することに執着するあまり，外科的手術以上に長時間に及ぶ手技になると，意識下鎮静のみで治療を受けている患者にとっては相当な苦痛を伴うものとなる．

術前準備

手術2日前入院で，前日の昼から絶食のうえ，内視鏡検査前の内服薬服用とする．マグコロールP® 2,000mlを2時間以上かけて服用とする．当日の朝7時までは水分のみ可とし，直前にグリセリン浣腸60mlを行い，排便確認後出棟とする．

手術手順

1. 腹腔鏡下手術のポート設定
2. 内視鏡手術手技
3. 腹腔鏡下手技

手術手技

1 腹腔鏡下手術のポート設定（図1）

● 定型化された腹腔鏡下大腸切除の原則に則った設定で行う．

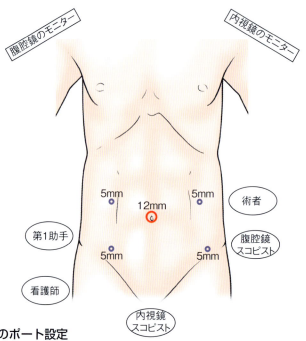

図1 腹腔鏡下手術のポート設定

2 大腸腫瘍に対する腹腔鏡・内視鏡合同手術(LECS-CR；laparoscopy endoscopy cooperative surgery)

- 臍に切開をおき，開腹法でカメラ用ポート12mmを留置する。
- その他のポート位置は病変の局在により若干の変更はあるが，患者の左右上下に2本ずつポートを留置する。1本のポートは腸管縫合閉鎖用のステープラーを挿入できるように12mmを用いるが，他は5mmとする。8〜10mmHgの圧で炭酸ガスを気腹して行う。

2 内視鏡手術手技

- 内視鏡下に病変を確認し，内視鏡用局注針(23G)にて腫瘍周囲の粘膜下層内に局所注入液(グリセオール®等)を注入し，安全な側方断端を確保しながら腫瘍周囲の粘膜をHookナイフで切開する(図2)。
- 粘膜筋板から粘膜下層の切開が全周に至ったところで，腹腔鏡下に確認しながら，腸管内腔の内視鏡側と腸管壁外の腹腔鏡側から病変部位と適切な切除範囲の一致をはかる。
- 次に腫瘍周囲においた類円形の粘膜切開ライン(レイル)に沿って内視鏡下に漿膜筋層の切開を行う(図3)。

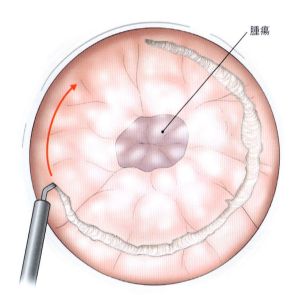

図2 腫瘍周囲の粘膜・粘膜下層の切開

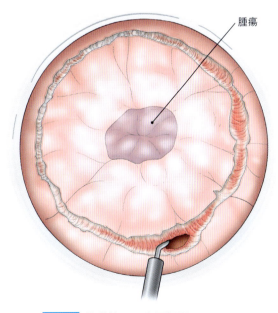

図3 漿膜筋層の全層切開

その他の手術

- 約1/4周を残した状態で標本をワニ口鉗子で腸管内に把持し，残りの漿膜筋層部分は超音波凝固切開装置を用いて腹腔鏡下に切離して手技を完遂させる。切除標本は内視鏡を用いて経肛門的に回収する。
- 腹腔鏡下に腸管開放部が閉鎖されたのち，内視鏡を再挿入して縫合閉鎖部を確認する。また，送気することで縫合閉鎖部のLeak testとなり空気漏れのないことを確認，さらに狭窄および出血がないことを確認して内視鏡手技を終了する。

3 腹腔鏡下手技

- 内視鏡で病変が確認されると，同時に腹腔鏡下にも同部を確認して内視鏡と腹腔鏡で位置の確認を行う。

手術のコツ

この際透過光などを使うと位置の確認をしやすい（図4）。

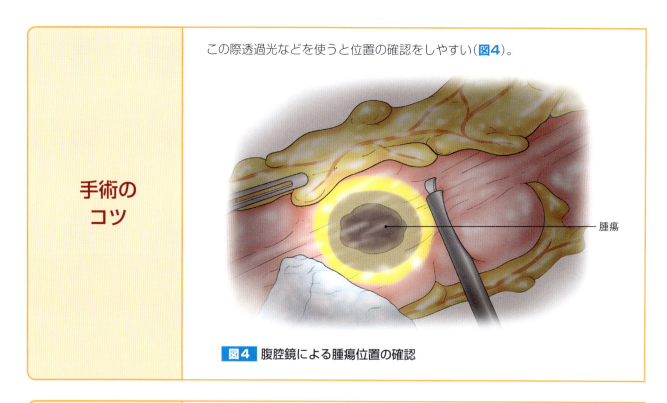

図4 腹腔鏡による腫瘍位置の確認

手術の注意点

病変の局在を腸管の周在として確認することが必要である。

② 大腸腫瘍に対する腹腔鏡・内視鏡合同手術(LECS-CR；laparoscopy endoscopy cooperative surgery)

- 横行結腸では大網を外しておく必要がある(図5)。
- 腸間膜対側であれば容易であるが，腸間膜側であれば腫瘍局在部位のみの直動静脈

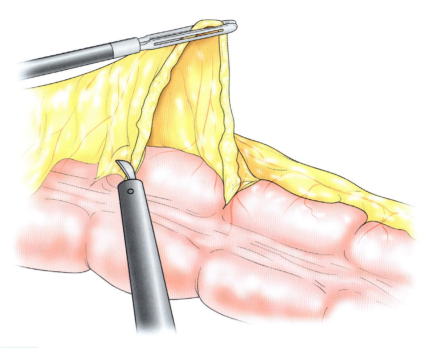

図5 横行結腸と大網の剥離

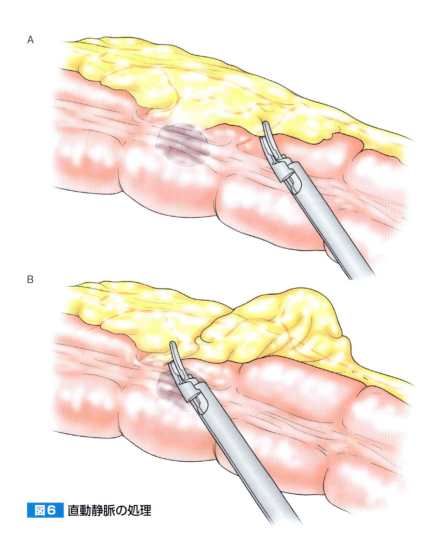

図6 直動静脈の処理

その他の手術

を超音波凝固切開装置で処理する必要がある(図6)。
- 十分に血管処理が終了すると，腫瘍の辺縁の位置関係をさらに詳しく内視鏡側と合わせる必要がある。その後，辺縁3〜4点を目安に支持糸をかけ(図7)，これを腹側につりあげることで腫瘍を腹側に変位させ，内容液の漏出も防止する。
- 内視鏡的に3/4周ほど切開したら，最後の1/4周ほどの付着は粘膜切開線に沿うように腹腔鏡下に超音波凝固切開装置を用いて行う(図8)。最終的に摘出された標本は

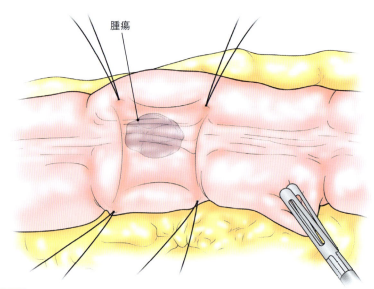

図7 腫瘍辺縁への支持糸かけ

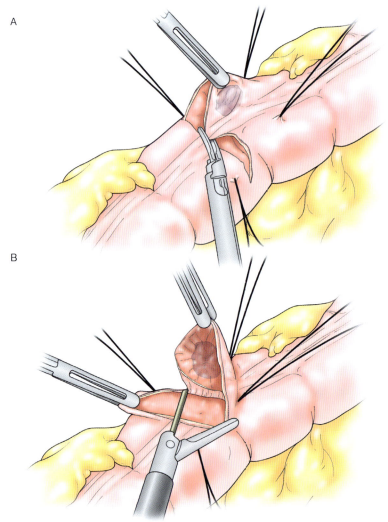

図8 超音波凝固切開装置による腫瘍の切開

2 大腸腫瘍に対する腹腔鏡・内視鏡合同手術(LECS-CR；laparoscopy endoscopy cooperative surgery)

- 内視鏡下に腸管内から経肛門的に回収する。
- 腸管の開放された部位は，腸管の長軸方向にEndo-Linear Staplerで外翻縫合閉鎖する(図9)。
- まずは開放腸管の両端を設定し，それぞれの点に4-0 PDS®糸などを用いて全層で支持糸をかける。その中間点にも全層に支持糸をかける。すなわち解放された欠損部を2回に分けて外翻縫合することとして，まず手前の1/2を閉鎖する。
- 端の支持糸と中央にかけた支持糸の間にさらにもう一針全層に支持糸をおく。これら3点を吊り上げ，全層になるようにEndo-Linear Staplerをかける。
- 次に残った1/2を閉鎖する。先に縫合閉鎖したStaplerLineの端に全層で支持糸をかけ，最初においたもう一方の端との中間点にも全層に支持糸をかける。
- 1回目の閉鎖と同じくこの3点を吊り上げ，全層になるようにEndo-Linear Staplerをかける(図10)。必要に応じて漿膜漿膜縫合を追加する。
- 最後に腹腔内全体の洗浄と止血を確認して終了とする。

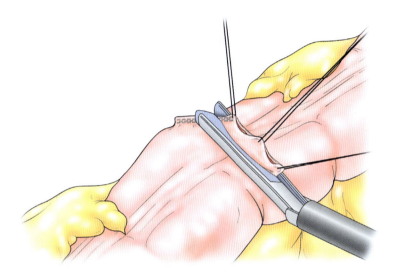

図9 腸管開放部位の縫合閉鎖

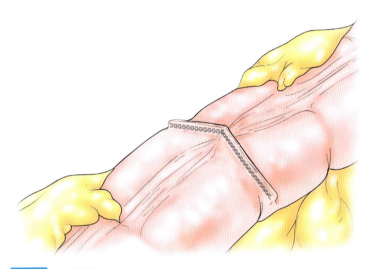

図10 全層縫合

注意すべき合併症

■血流障害
　内視鏡での病変の位置と腹腔鏡での位置をしっかり合わせることが重要な点である。胃のような広い空間が得られない，腸管のほかの場所が拡張することによって病変部位の腹腔鏡下での扱いが難しい，などにより位置合わせが難しく，また病変が腸間膜側に存在する際にピンポイントで直動脈の血管を処理する必要があり，これがずれると血流障害の要因になると考える。

■縫合閉鎖部狭窄
　結腸は内腔が胃ほど広くないため，腸管を閉鎖する方向が腸管軸方向になると狭窄が予想される。病変部を切除した後の腸管欠損部を閉鎖する際の両端の設定が最も重要となる。腸管の走行をよく見て，最初の両端をそれぞれ腸管の短軸方向に設定できれば閉鎖した staple line も腸管に直行する。

■腸管内容漏出および腫瘍の腹腔内への接触
　手術中に腹腔内で腸管が開放することの最大のデメリットは不潔な腸管内容が腹腔内に漏出して汚染することと，腫瘍細胞が腹腔内臓器に直接接触することである。病変部位を合わせた後には，腹腔鏡にて切除範囲の腸管壁を糸で吊り上げてこれらを防止することが必要である。今後上皮性の癌(粘膜内癌)に適応を拡大することを考慮してもこの工夫が必要である。

文献

1) Franklin ME Jr, et al. Laparoscopic-assisted colonoscopic polypectomy: The Texas Endosurgery Institute experience. Dis Colon Rectum 2000; 43: 1246-9.
2) Winter H, et al. Laparoscopic colonoscopoic rendezvous procedures for the treatment of polyps and early stage carcinomas of the colon. Int J Colorectal Dis 2007; 22: 1377-81.
3) Wilhelm D, et al. Combined laparscopic-endoscopic resections of colorectal polyps: 10-year experience and follow-up. Surg endosc 2009; 23: 688-93.
4) Yan J, et al. Treatment for right colon polyps not removable using standard colonoscopy: combined laparoscopic-colonoscopic approach. Dis Colon Rectum 2011; 54; 753-8.
5) Hiki N, et al. Laparoscopic and endoscopic cooperative surgery for gastrointestinal stromal tumor dissection. Surg endosc 2008; 22: 1729-35.
6) Fukunaga Y, et al. New technique of en bloc resection of colorectal tumor using laparoscopy and endoscopy cooperatively (laparoscopy and endoscopy cooperative surgery – colorectal). Dis Colon Rectum 2014; 57: 267-71.
7) Colorectal Endoscopic Submucosal Dissection Outcomes and Risk Factors for Technical Difficulty: A Prospective Multi-cencer Study on Endoscopic Treatment of Large Early Colorectal Neoplasms. DDW (ASGE), 2012.
8) 藤城光弘. 大腸ESDの現状と今後の展望. 消化器医学 2010; 8: 7-12.
9) 為我井芳郎.「大腸ESD－私の工夫」線維化を伴う病変に対する大腸ESDの工夫. 消化器の臨床 2012; 15(1): 98-103.

直腸癌手術に情熱を注いだ偉大なる先人たち

がん研有明病院消化器センター大腸外科 　長山　聡

　この10年ほどの間に，大腸癌の中でも特に肛門に近い下部直腸癌に対する治療が格段の進歩を遂げたと感じられる。中でも腹腔鏡手術の導入は，骨盤内解剖をより深く理解・共有することに大きく寄与し，きわめて精緻な骨盤内手術を可能とした。さらに，多くの大腸外科医の努力によりISRなどの高度な手術手技が確立され，また，術前に放射線治療や化学療法を行うことで，腫瘍学的な安全性を担保しつつ，肛門温存できる場合が増えてきたことは，大変喜ばしいことだといえる。しかしながら，このように医療レベルが進歩しても，やはり肛門温存は断念せざるを得ず，直腸切断術を行わなければならない場合もある。当然のことながら，直腸切断術ではボディイメージが大きく変わってしまうというデメリットはあるが，一方で手術の安全性は高く，今後も廃れることのない重要な術式の1つであり続けるであろうと思われる。

　ところで，Miles手術と呼称されている，この直腸切断術を初めて見知った研修医のころ，もう20年以上も前のことになるが，肛門まで一括切除するような手術をW. Ernest Miles博士はよく提唱したものだと，強い感銘を受けたことを今でも覚えている。1908年にLancetに報告されたMiles博士の原著論文[1]では，1907年から施行された12例の直腸切断術（原著論文では，abdomino-perineal excision（APE）と呼称されている）の治療成績が報告されている。男性9例，女性4例にAPEが行われているが，そのうち男性4例および女性1例が術後合併症にて死亡している。原因は，肺水腫1例，小腸イレウス1例，結腸壊死1例（その当時は，S状結腸でループ式永久ストマとしていたようだが，ストマからS状結腸切離端までの結腸が壊死した），腹膜炎2例であり，手術関連のmortalityは41.7％と，その当時は非常にリスクの高い，まさに命がけの手術だったことがうかがえる。同時に，何としてでも根治を目指したMiles博士の直腸癌手術にかける執念に感嘆する。

　ところが，同じような情熱をもって直腸癌治療に挑んでいたのはMiles博士だけではなかった。実は，このMiles博士のLancet論文よりも以前に，日本人外科医が直腸切断術（原著論文では，Kombinierten Exstirpation（複合摘出手術）と呼称されている）を提唱していたことをご存知だろうか。ドイツ語で報告されているために，あまり知られていないかもしれないが，京都帝国大学外科学教室伊藤隼三教授（図1）と鳥潟隆三教授（図2）とがDeutcshe Zeitschrift für Chirurgie（現在のLangenbeck's Archives of Surgery）に，それぞれ1904年と1908年に報告している。伊藤隼三教授の論文[2]では，男性3症例の詳細な手術方法および治療経過が述べられている。ただ，Miles博士の場合と同様，このうち2症例（75歳（1902年3月8日手術）と71歳

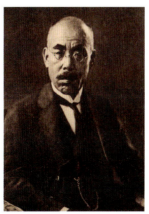

図1 伊藤隼三教授
（1900－1924）

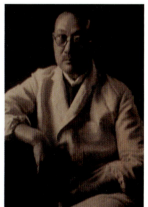

図2 鳥潟隆三教授
（1922－1939）

（図1，2は京都大学消化管外科坂井義治教授のご厚意による）

(1903年12月25日手術))は，残念ながら手術翌日に腹膜炎で死亡されている。お元気に退院された56歳（1902年8月29日手術）の臨床経過を見てみよう（ドイツ語原著論文の日本語訳）。

「56歳，農業従事者，1902年7月29日入院。
　既往歴：数年前に一時頑固な便秘を患う。昨年10月から便に血と膿が混じり，下痢とテネスムスを伴う。最近，目に見えてやせ衰えた。
　現症：頑丈な体躯で栄養状態はかなりよい男性。皮膚はくすみ蒼白，加えて皺がよっている。皮下脂肪組織と筋肉はまずまず発達している。脈拍80，完全，力強く，規則的。呼吸は静か。平熱。肺と心臓に異常なし。腹部に圧痛も異常な抵抗ともに確認されない。肛門はしっかり閉じている。人差し指を挿入すると肛門から約6cm離れた場所に直腸を土塁のようにぐるり囲み狭窄する腫瘍を感じる。でこぼこし，硬く，位置をずらすことは困難。指先を腫瘍の中央にある内腔内に挿入することは可能だが，その上限に達することは不可能。検査中に血と膿が混ざった腐肉臭のする分泌液が大量に出た」

　当然のことながら，現在のような画像診断はないが，直腸診の所見から，局所進行下部直腸癌であることが推察される。このような症例は，現在でも治療に難渋することが多く，手術そのものも難易度が高い。今から110年以上前のその当時では，困難を極める手術であったことは想像に難くない。幸い，この症例は複合摘出手術（直腸切断術）後に重篤な合併症をきたすことなく退院されたようで，以下のように記述されている。

「11月12日，皮膚はみずみずしく皺も消えた。栄養状態も顕著に改善。入院時と比べ，体重4kg増加。腹部の傷は随分前に化膿することなく癒合した。そして会陰部仙骨の傷も，傷の上後部の角にある小さな肉芽組織表面を除き，肉芽形成により治癒した。限局的再発の兆候なし。腸骨部の人工肛門は自然排便に対し制御が利くことが確認され，それに患者も満足している。根治的手術から75日後の本日，治癒して退院」

　また，鳥潟隆三教授の論文3)では，男性5症例の詳細な治療経過が記載されている。概略は以下のとおりである。①54歳，1905年3月30日手術（術後5日目に腹膜炎で死亡），②56歳，1905年7月15日手術（術後47日目に左化膿性腎炎にて左腎摘出術を受けるが，その後は軽快し，87日目に退院。その後の経過は確認できず），③37歳，1906年2月17日（会陰・仙骨領域の創部感染を来し，創傷治癒に時間を要したようで，344日目に退院。術後1年4カ月目に骨盤内再発が判明し，腸閉塞も併発），④49歳，1906年9月18日手術（術後合併症の記載は特になく，94日退院。術後1年6カ月目に会陰創部皮下転移が判明），⑤43歳，1907年10月8日手術（術後合併症の記載は特になく，56日目退院。術後7カ月目に腹膜播種，癌性腹膜炎，右鼠径リンパ節転移が判明）となっており，伊藤教授論文よりも致命的な手術合併症は減少していたようであるが，残念ながら再発をきたしていた。今と変わらず，その当時も直腸癌の再発率の高さには悩まされていたようである。
　満足のいく結果が得られない厳しい現実に直面しても，両教授とも自らの手術経験を通して，まだまだ改善すべき点は多々あるが，複合摘出手術（直腸切断術）の有望性を肌で感じ取っていたと思われる。原著論文のなかで，その当時の骨盤外科の大御所であったKraske教授（今ではほとんど行われなくな

たと思われるが，Kraske手術の提唱者）の仙骨アプローチの優位性に言及し，多くの外科医が手を出せずに治療の限界を感じていた直腸癌に対して，複合摘出手術（直腸切断術）を定型手術とするべきであると強調している。また，治療成績の悪さに屈することなく，手術中の自らの失敗点や反省点を詳細に述べ，手術手技の改善にヒントも与えている。さらに興味深いことに，人工肛門を会陰部に造設するか（ドイツ外科学では，会陰部創の端に造設していたようである），腸骨領域に造設するか（おそらく現在のストマ造設部位に近いと思われ，フランス外科学で主流であった）の議論も熱心にされており，両教授は，腸骨領域にストマを造設する方が望ましく，この方法を国内で定着させるように啓蒙していた。そのおかげで，現在の直腸切断術が確立されたともいえるかもしれない。

　最後に，伊藤教授の論文は，「上部および上部にまで達した直腸癌に複合摘出手術（直腸切断術）が将来は従来よりも頻繁に適用されること，そして非常に悪い男性の予後がよくなることを，我々は願う」（ドイツ語原著論文の日本語訳）と締めくくられている。また，鳥潟教授の論文では，「上部もしくは上部に達した直腸癌の，情け容赦のないあますことのない摘出にもかかわらず，転移や再発はいまでも頻繁に起きている。悪性腫瘍を無血の手段で治癒させる方法がみつからない限り，我々の目下の課題は，将来の長期的な治癒を大幅に増やすための手術方法をさらに開発していくことにある」（ドイツ語原著論文の日本語訳）と述べられている。戦意を喪失させるような強大な相手に対峙しても不屈の精神で，直腸癌の手術術式を模索していた時代から約110年以上経過した今，確かに手術そのものは安全性が確立され，ごく標準的な手術方法として定着している。しかしながら，腫瘍学的な観点では，われわれ大腸外科医は，2人の教授の目標に果たして到達しえたであろうか。

謝辞

　伊藤隼三教授および鳥潟隆三教授の資料は京都大学消化管外科坂井義治教授よりご提供いただきました。また，両教授のドイツ語原著論文の翻訳には，柳澤有希子さん（日独翻訳者）と吉田恵子さん（医療日独翻訳者・医療政策博士）の多大なるご協力をいただきました。この場をお借りして深謝申し上げます。

文献

1) Miles WE: A method of performing abdominoperineal excision for carcinoma of the rectum and of the terminal portion of the pelvic colon. Lancet 1908; 172: 1812-3.
2) Ito H, et al: Zur kombinierten Exstirpation der hochsitzenden resp. hoch hinaufreichenden Mastdarmkarzinome bei Männern. Deutsche Zeitschrift für Chirurgie 1904; 73: 229-48.
3) Torigata R, et al: Beitrag zur kombinierten Exstirpation der hochsitzenden respektive hoch hinaufreichenden Mastdarmcarcinome bei Männern. Deutsche Zeitschrift für Chirurgie 1908; 94: 162-78.

がん研スタイル 癌の標準手術 結腸癌・直腸癌

索引

あ

- 胃結腸間膜 ... 33
- インドシアニングリーン法 ... 36
- 右側横行結腸 ... 42
- 右側結腸切除 ... 21
- 右半結腸兼膵頭十二指腸切除 ... 138
- 右半結腸切除 ... 28, 132
- 永久人工肛門 ... 100
- 鋭的切開 ... 75
- 会陰操作 ... 107, 125
- 横行結腸癌 ... 36
- 横行結腸間膜 ... 40, 52
  - ——前葉 ... 53
- 横行結腸中央部 ... 36
- 横行結腸部分切除 ... 36

か

- 回結腸静脈 ... 31
- 回結腸動静脈 ... 23
- 外肛門括約筋切除 ... 86
- 外腸骨動静脈 ... 113
- 回腸新膀胱 ... 140, 145
- 回腸導管 ... 127, 140
  - ——造設術 ... 143
- 回腸利用膀胱拡大術 ... 150
- 外尿道括約筋 ... 140
- 回盲部切除 ... 20
- 下行結腸間膜 ... 52
- 仮性動脈瘤出血 ... 137
- 下腸間膜静脈 ... 51, 61, 102
- 下腸間膜動脈 ... 49, 59, 102
- 括約筋間直腸切除術 ... 86, 100
- 括約筋間剥離 ... 90
- 下膀胱動静脈 ... 117
- 肝結腸間膜 ... 42
- 肝彎曲 ... 132
  - ——授動 ... 25
- 機能的端々吻合 ... 26, 56, 94
- 局所再発 ... 152
- 空腸起始部 ... 44
- 経肛門吻合 ... 92
- 結腸間膜 ... 41
- 血流障害 ... 164
- 後腹膜剥離先行アプローチ ... 20
- 肛門温存手術 ... 68
- 肛門挙筋 ... 106
- 肛門側切離ライン ... 65
- 骨盤神経温存 ... 103
- 骨盤内臓全摘 ... 119, 140

さ

- 左結腸動脈 ... 48, 63
- 左側横行結腸 ... 44
- 左半結腸切除 ... 48
- 三角吻合 ... 35
- ジャックナイフ位 ... 107
- 集学的治療 ... 14
- 十二指腸 ... 22
  - ——切離 ... 135
- 手術先行 ... 14
- 術後補助療法 ... 14
- 術前化学放射線療法 ... 14, 152
- 術前化学療法 ... 14

術前治療戦略	14
腫瘍の腹腔内への接触	164
上腸間膜静脈	31
小腸の移動	39
上直腸動静脈	63
漿膜筋層縫合	47
人工肛門	119
膵下縁	46
膵前面	32
膵頭十二指腸切除	130
膵頭部	23, 132
ストマ	94
精嚢	78
全胃温存膵頭十二指腸切除	135
選択的側方リンパ節郭清	152
前方骨盤内臓全摘術	124
側方リンパ節	153
——郭清	110
ソフト凝固	125, 141

た

中結腸動静脈	46
中結腸動脈	32, 56
腸管クリップ	80
腸管切離	26
腸管内容漏出	164
直腸間膜処理	80
直腸後腔	72
直腸周囲切除断端	12
直腸切離	81
直腸尿道筋	91
直腸尾骨筋	79

治療成績	10

な

内側アプローチ	29, 49, 71, 101
内腸骨動静脈	112
内ヘルニア	47
尿管	111, 122
——合併切除	147
——膀胱合併切除	139
——膀胱新吻合	148
尿道	142
ネラトンカテーテル	95

は

破格	36
尾骨直腸靱帯	87
脾彎曲	48
副右結腸静脈	33, 42
腹会陰式直腸切断術	100
腹腔鏡・内視鏡合同手術	157
腹腔鏡下横行結腸切除	36
副中結腸動脈	56
閉鎖神経	114
膀胱	123
——部分切除	147
——壁	118
縫合閉鎖部狭窄	164
放射線化学療法	110

ま

マタドール法 ･････････････････････････21
網嚢腔 ･･･････････････････････････････43

ら

瘻孔 ････････････････････････････････130
ローンスターリトラクター™. ････････････89

A, B, C

ACOSOG Z6051試験 ･･･････････････････12
ALaCaRT試験 ････････････････････････12
ALCCaS試験 ･････････････････････････11
Boari法 ････････････････････････････148
COLOR試験 ･･････････････････････････11
COLOR Ⅱ試験 ････････････････････････12
COREAN試験 ････････････････････････12
CRM
（circumferential resection margin） ･･･ 12, 68, 119
CRT（chemoradiotherapy） ･･･････････ 14, 152

D, E

Dennonviller筋膜 ･････････････････････76
diverting ileostomyの造設 ･････････････94
diverting ileostomyの閉鎖 ･････････････96
DST（double tapling technique） ･･････ 65, 68
DVC（dorsal vein complex） ･･････････ 124, 140
encirculation ････････････････････････44
ESR（external sphincter resection） ･････････86

H, I, J, L

hiatal ligament ･････････････････････ 87, 104
inferior approach ･････････････････････20
ISR（intersphincteric resection） ･･････････86
JCOG0404試験 ･･･････････････････････11
LECS-CR（laparoscopy endoscopy cooperative surgery） ････････････････････････････157

M, N, P

MRC CLASICC試験 ･･･････････････････11
NAC（neoadjuvant chemotherapy） ･･････14
NCD ･･･････････････････････････････10
Nesbit法 ･･･････････････････････････143
neurovascular bundle ･･････････････････78
NVB（neurovascular bundle） ･････････････88
Psoas hitch法 ･･････････････････････148

S, T, W

Studer法 ･･････････････････････････145
surgical trunk ･･････････････････････ 22, 30
S状結腸間膜 ･･･････････････････････ 58, 102
S状結腸切除 ････････････････････････57
TPE（total pelvic exenteration） ･･････････119
tumor specific mesorectal exision ･･･････80
Wallace法 ･････････････････････････144

がん研スタイル　癌の標準手術
結腸癌・直腸癌

2017年8月1日　第1版第1刷発行

- 監　修　山口俊晴　やまぐち としはる
- 編　集　上野雅資　うえの まさし
- 発行者　鳥羽清治
- 発行所　株式会社メジカルビュー社
　〒162-0845 東京都新宿区市谷本村町2-30
　電話　03(5228)2050(代表)
　ホームページ http://www.medicalview.co.jp/

　営業部　FAX 03(5228)2059
　　　　　E-mail　eigyo@medicalview.co.jp

　編集部　FAX 03(5228)2062
　　　　　E-mail　ed@medicalview.co.jp

- 印刷所　シナノ印刷株式会社
- デザイン　トキア企画株式会社

ISBN 978-4-7583-1510-4　C3347

©MEDICAL VIEW, 2017. Printed in Japan

- 本書に掲載された著作物の複写・複製・転載・翻訳・データベースへの取り込みおよび送信(送信可能化権を含む)・上映・譲渡に関する許諾権は，(株)メジカルビュー社が保有しています．
- JCOPY〈出版者著作権管理機構 委託出版物〉
  本書の無断複製は著作権法上での例外を除き禁じられています．複製される場合は，そのつど，事前に，出版者著作権管理機構(電話 03-3513-6969，FAX 03-3513-6979，e-mail：info@jcopy.or.jp)の許諾を得てください．
- 本書をコピー，スキャン，デジタルデータ化するなどの複製を無許諾で行う行為は，著作権法上での限られた例外(「私的使用のための複製」など)を除き禁じられています．大学，病院，企業などにおいて，研究活動，診察を含み業務上使用する目的で上記の行為を行うことは私的使用には該当せず違法です．また私的使用のためであっても，代行業者等の第三者に依頼して上記の行為を行うことは違法となります．

がん研スタイル 癌の標準手術 全巻の構成

監修 山口俊晴 がん研有明病院病院長

食道癌
216頁　本体 13,000円
編集 渡邊雅之 がん研有明病院消化器センター食道外科部長

胃癌
192頁　本体 12,000円
編集 佐野　武 がん研有明病院消化器センター消化器外科部長

肝癌
208頁　本体 12,000円
編集 齋浦明夫 がん研有明病院消化器センター外科肝胆膵担当部長

膵癌・胆道癌
264頁　本体 13,000円
編集 齋浦明夫 がん研有明病院消化器センター肝・胆・膵外科部長

結腸癌・直腸癌
172頁　本体 13,000円
編集 上野雅資 がん研有明病院消化器センター大腸外科部長

肺癌
編集 奥村　栄 がん研有明病院呼吸器センター長・呼吸器外科部長
編集協力 文　敏景 がん研有明病院呼吸器センター呼吸器外科副部長